U0385832

中药现代化研究系列

口炎清颗粒对睡眠剥夺加重口腔溃疡的抑制作用及机制研究

苏薇薇　谌　攀　李沛波　吴　灏　李楚源　王德勤　姚宏亮　王永刚　著

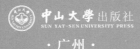

中山大学出版社
SUN YAT-SEN UNIVERSITY PRESS
·广州·

图书在版编目（CIP）数据

口炎清颗粒对睡眠剥夺加重口腔溃疡的抑制作用及机制研究/苏薇薇，谌攀，李沛波，吴灏，李楚源，王德勤，姚宏亮，王永刚著．—广州：中山大学出版社，2023.3

（中药现代化研究系列）

ISBN 978 - 7 - 306 - 07755 - 4

Ⅰ．①口…　Ⅱ．①苏…　②谌…　③李…　④吴…　⑤李…　⑥王…　⑦姚…　⑧王…　Ⅲ．①口腔黏膜疾病—溃疡—中药疗法　Ⅳ．①R276.805

中国国家版本馆 CIP 数据核字（2023）第 042527 号

出 版 人：王天琪
策划编辑：曾育林
责任编辑：曾育林
封面设计：曾　斌
责任校对：麦颖晖
责任技编：靳晓虹
出版发行：中山大学出版社
电　　话：编辑部 020 - 84113349，84110776，84111997，84110779，84110283
　　　　　发行部 020 - 84111998，84111981，84111160
地　　址：广州市新港西路 135 号
邮　　编：510275　传　　真：020 - 84036565
网　　址：http://www. zsup. com. cn　E-mail：zdcbs@ mail. sysu. edu. cn
印 刷 者：广州市友盛彩印有限公司
规　　格：787mm×1092mm　1/16　10 印张　259 千字
版次印次：2023 年 3 月第 1 版　2023 年 3 月第 1 次印刷
定　　价：56.00 元

内 容 提 要

　　本书是中山大学与广药集团合作的有关中药大品种口炎清颗粒上市后再评价的原创性研究成果。本书从以下四个方面开展研究：①通过网络药理学和分子对接法预测了口炎清颗粒治疗口腔溃疡的潜在作用靶点和通路；②通过睡眠剥夺法构建了一个溃疡愈合减缓、炎症反应加重和具有一定程度阴虚火旺症候的口腔溃疡大鼠模型；③开展了口炎清颗粒对睡眠剥夺加重的口腔溃疡模型的干预作用研究；④基于多组学技术研究了口炎清颗粒对慢性睡眠剥夺诱导的口腔稳态失衡的干预作用，从多角度、多层面解析其对睡眠剥夺诱导的口腔炎症反应和相关的口腔溃疡的抑制作用及整体调控机制。为口炎清颗粒的临床应用提供了科学依据。

　　本研究获得广州市科技计划项目－民生科技攻关计划课题（编号：201803010082）的资助。

《口炎清颗粒对睡眠剥夺加重口腔溃疡的抑制作用及机制研究》 著者

苏薇薇　谌　攀　李沛波　吴　灏
李楚源　王德勤　姚宏亮　王永刚

目　　录

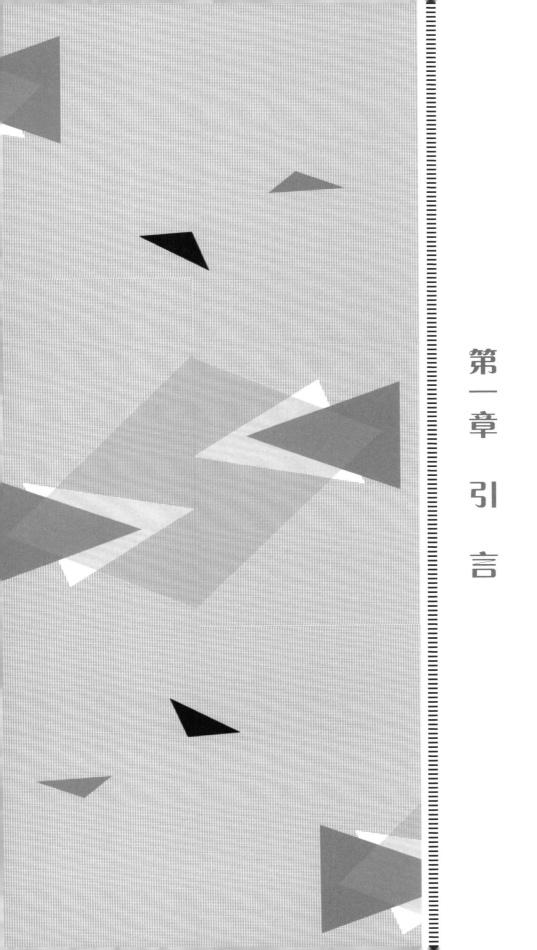

第一章 引 言

一、口炎清颗粒研究进展

口炎清颗粒由山银花、天冬、麦冬、玄参、甘草五味中药组方而成。该方是口腔专家黄铭楷教授的临床经验方，具有滋阴清热、解毒消肿的功效，主治阴虚火旺型口腔炎症疾病。五味中药按照方剂"君、臣、佐、使"的配伍规律组方。方中山银花性寒，味甘，归肺、胃经，清热解毒，消肿散结，可治火毒引起的溃疡，为君药。天冬性寒，味苦甘，归肾经，清降肺火，滋润降燥；麦冬性微寒，味甘微苦，归心、胃经，清心除烦，益胃生津，润肺养阴，二冬配伍，共奏生津养阴之功，为臣药。玄参性寒，味甘苦咸，归肺、肾、胃经，清营养阴，清热解毒，可增强滋阴降火之功，为佐药。甘草性味甘平，既可补气而行津，又能调和诸药以防过寒伤阳，为使药。口炎清颗粒作为治疗阴虚火旺所致的口腔炎症疾病的名优中成药，于2002年被列为国家中药保护品种，并入选《国家基本药物目录》（2018年版）咽喉、口腔类药物。近年来，口炎清颗粒被广泛报道用于治疗复发性口腔溃疡（recurrent oral ulcer，ROU）等口腔黏膜疾病，并取得了良好的疗效。

（一）临床应用

口炎清颗粒单用或联合其他药物用于治疗复发性口腔溃疡（recurrent oral ulcer，ROU）、牙周炎、口腔扁平苔藓、疱疹性口炎、慢性咽炎及鼻咽癌患者放射性口腔炎等咽喉口腔炎症疾病，取得了良好的疗效。在治疗ROU方面，黄明河[1]通过临床研究表明口炎清颗粒治疗ROU的疗效明显优于左旋咪唑、维生素C及维生素B[2]。高维诺等[2]观察口炎清颗粒对创伤性口腔溃疡的临床疗效，发现其对创伤性口腔溃疡疗效显著。王雅敏等[3]的研究也表明其治疗ROU效果显著，具有临床推广价值。口炎清颗粒在联合其他药物治疗ROU方面，也取得了良好疗效。口炎清颗粒联合复方谷氨酰胺颗粒治疗ROU，能够改善各项临床症状，缩短溃疡期，减少不良反应[4]。口炎清颗粒与西帕依固龈液联用后的综合疗效提高，可以缩短溃疡期，减轻疼痛，优于单独用药[5-6]。口炎清颗粒联合溶菌酶肠溶片治疗ROU，能够有效缓解口腔疼痛，减少复发，并能够抗菌消炎和改善口腔菌群稳态[7]。最近开展的口炎清颗粒治疗阴虚火旺型儿童ROU的随机对照多中心临床试验结果表明其可明显缩短溃疡发作期病程，减少复发次数，减轻疼痛和改善阴虚火旺症候，且安全性较高[8]。

在治疗牙周炎方面，杨洋等[9]研究口炎清颗粒治疗慢性牙周炎的临床疗效和安全性，结果表明其治疗慢性牙周炎的疗效显著，能显著降低炎症因子水平，改善牙周症状，且安全性高。其他研究也表明口炎清颗粒治疗慢性牙周炎可减少龈沟液炎症因子，改善牙周指标，不良反应较少[10-11]。口炎清颗粒与奥硝唑[12]、替硝唑[13-14]、甲硝唑[15-16]等西药联合用药，治疗慢性牙周炎亦取得了显著效果，降低了炎症因子水平。何洋等[17]研究了口炎清颗粒联合根向复位瓣术治疗慢性牙周炎合并Ⅲ度下颌第一磨牙根分叉病变的疗效，发现经口炎清颗粒治疗后致病菌检出率显著降低，疗效显著提高。

在治疗疱疹性口炎方面，口炎清颗粒联合阿昔洛韦软膏用药，可提高儿童疱疹性口炎治愈率和有效率，缩短病程，降低复发率[18]。口炎清颗粒联合利多卡因胶浆治疗小儿疱疹性口炎，见效快，安全性高[19]。叶军红[20]用口炎清颗粒联合西瓜霜喷剂治疗小儿疱疹性口炎，对缩短病程、减轻患儿痛苦方面有显著效果。一项随机对照、多中心临床研究表明，口炎清颗粒治疗阴虚风热型小儿疱疹性口炎的疗效明显，可改善中医症候，减轻疼痛症状，恢复损伤黏膜，临床应用安全性较高[21]。

在治疗口腔扁平苔藓方面，口炎清颗粒联合硫酸羟氯喹片治疗糜烂型口腔扁平苔藓，缩小了病损面积，可减轻疼痛和氧化应激反应[22]。曾宪涛等[23]评价了他克莫司软膏联合口炎清颗粒治疗糜烂型口腔扁平苔藓的临床疗效，结果表明联合用药疗效显著，复发率降低，安全性好。于飞[24]观察口服口炎清颗粒联合地塞米松磷酸钠注射液封闭治疗糜烂型扁平苔藓的临床疗效，结果也表明联合用药可提高临床疗效。

此外，口炎清颗粒分别联合阿莫西林与布地奈德治疗急性咽炎[25]和慢性咽炎[26]均取得了较好疗效。唐梓轩等[27]观察发现口炎清颗粒与超声雾化吸入联合治疗慢性咽炎的临床疗效显著，具有临床推广价值。余亚信等[28]系统评价了口炎清颗粒联合其他药物治疗慢性咽炎的疗效，发现联合用药显著优于单纯西药，不增加不良反应。口炎清颗粒还应用于对鼻咽癌患者放射性口腔炎的防治，可延缓放射性口腔炎的发生，减轻临床症状[29]。

（二）质量控制

梅林等[30-31]建立了口炎清颗粒君药山银花中绿原酸含量测定方法，发现用冷浸法作为样品处理方法时绿原酸含量最高。张子建等[32]运用 LC-MS/MS 技术建立了同时测定口炎清颗粒五味中药中 8 种成分的质量控制方法。张燕等[33]建立了同时测定口炎清颗粒中咖啡酸、新绿原酸、隐绿原酸、绿原酸、3，4－二咖啡酰奎宁酸、4，5－二咖啡酰奎宁酸及 3，5－二咖啡酰奎宁酸 7 种有机酸的方法，并应用于口炎清颗粒的多指标质量控制。刘明等[34]对具有相同组方的口炎清胶囊进行质量标准研究，分别采用高效液相色谱法测定了绿原酸的含量，并采用薄层色谱法鉴定了甘草和山银花。王秀芹等[35]通过增加对君药山银花指标性成分川续断皂苷乙和灰毡毛忍冬皂苷乙的含量测定，提高了口炎清颗粒的质量标准。关情怡等[36]构建了口炎清颗粒的指纹图谱，确定了 23 个共有特征峰，指认了其中 7 个色谱峰的成分归属，有效提高了该产品的质量监控手段。本团队前期对口炎清颗粒进行了谱效学研究，找出 16 个与药效关联密切的核心成分[37]，将中药指纹图谱中化学成分的信息与中药药效结果联系起来，建立了更具科学内涵的中药谱效关系。

（三）化学成分研究

口炎清颗粒由山银花、天冬、麦冬、玄参、甘草五味中药组方而成。山银花中的主要成分为咖啡酸衍生物、精油、黄酮类、环烯醚萜苷类和萜类化合物[38]。天冬中的主要成分为多糖、氨基酸、甾体皂苷、黄酮、糠醛、蒽醌和强心苷类化合物[39]。麦冬的主要成分包括甾体皂苷类、高异黄酮类和多糖类化合物[40]。玄参的主要成分包括环烯醚萜类和苯丙素类、生物碱和黄酮类化合物[41]。甘草的主要成分有黄酮类、香豆素类、三萜类和多糖类化合物[42]。张慧晖等[43]对中药口炎清浸膏化学成分进行研究，鉴定了4个酚酸类成分，均来自山银花。张子建等[44]对口炎清颗粒中甘草次酸、甘草苷和肉桂酸进行了药动学研究，为其物质基础研究及临床应用提供参考。本团队采用UFLC-Q-TOF技术对口炎清浸膏进行了物质基础研究，鉴定指认了101个成分，主要成分包括黄酮、有机酸、氨基酸、苯丙素、皂苷、环烯醚萜等，涉及口炎清颗粒所有五味药材，与单味药中的主要成分一致[45]。

（四）药理作用

口炎清颗粒对口腔溃疡、牙周炎及慢性咽炎等口腔炎症疾病均具有较好的疗效，因此口炎清颗粒的抗炎作用是研究的焦点。李忠思等[46]对口炎清流膏进行了药效学研究，表明其具有较强的抗炎作用，体外抗菌试验表明其对金黄色葡萄球菌、肺炎双球菌和溶血性链球菌甲、乙具有抑制作用。郑艳芳等[47]对其发挥抗炎药效的组方规律进行了研究；发挥抗炎药效的主要药材为山银花，其与 TNF-α、IL-6、IL-8 和 IL-1β 这 4 个药效指标间的相关性远大于其他四味药材；天冬、麦冬和玄参与 IL-1β 和 IL-6 相关性强，在调节多种炎性细胞的增殖、分化及迁移，诱导炎症介质的释放以及促进白细胞迁移和黏附分子表达等方面发挥作用；甘草与 TNF-α 指标具有强相关性，与促进炎性细胞向病变组织迁移和诱导 IL-1β 和 IL-6 等细胞因子及炎性介质的产生相关。阴虚火旺型口腔溃疡大鼠模型的药理实验表明，口炎清颗粒能促进口腔溃疡愈合，改善阴虚症候，抑制炎症反应和氧化应激，调节生长因子水平，介导 p38MAPK 蛋白表达，减轻组织损伤[48-49]。

肠道菌群在机体免疫炎症调控等方面发挥了重要作用，影响许多慢性疾病的进程，成为当前疾病治疗研究的热门靶标。口炎清颗粒对肠道微生物的调控作用研究也处于发轫阶段。姚小华等[50]研究了口炎清颗粒对小鼠肠道菌群失衡的调节作用，以大豆低聚糖作为对照，观察各组小鼠盲肠指数和肠道内类杆菌、双歧杆菌、韦荣球菌、乳酸杆菌、葡萄球菌、消化球菌、肠球菌、优杆菌、链球菌、大肠埃希菌和酵母菌11种菌群的变化，发现口炎清颗粒具有类似于大豆低聚糖的益生元功效，可以促进菌群失衡小鼠盲肠大小的恢复，并发挥对小鼠肠道菌群的调节作用。同时，他们还通过活菌计数法研究了其组分的体外抑菌作用[51]，发现口炎清浸膏及其组分对葡萄球菌、血链球菌、大肠埃希菌和变链球菌有明显的抑制作用，而对乳酸杆菌抑制作用不明显；其中天冬、麦冬浸膏还有促进双歧杆菌生长的作用。另外，有研究通过活菌计数法分析组方中玄参的浸膏对小鼠肠道菌群的调节作用，结果表明玄参浸膏可有效调节脾脏指数和盲肠指数，同时促进肠道菌群恢复；脾脏指数和盲肠指数的变化均与肠道菌群的变化相关，提示玄参浸膏对盲肠指数和脾脏指数的调整是通过调控菌群实现的[52]。顾宁等[53]研究了口炎清冲剂对 ROU 患者的血清免疫球蛋白的作用，结果表明其对 ROU 患者的体液免疫具有双向调节作用。张慧晔等[54]研究发现口炎清颗粒能减轻脾脏和胸腺萎缩，改善脾功能，同时抑制抗生素诱导的内毒素升高与 IgA、IgG 含量下降，从而增强了抗生素导致的肠道菌群失调小鼠的免疫力。目前，口炎清颗粒对肠道菌群调节作用研究是基于传统的培养分离手段，难以观测到微生物组成的全貌；对口腔微生物的影响则尚未见报道。药理研究进展表明口炎清颗粒具有抗溃疡、抗炎、抗氧化应激、抑制有害菌的作用，但对其发挥药效的作用机制知之甚少。

综上所述，口炎清颗粒是一种兼具滋阴、清热、解毒三重功效，标本兼治的中药大品种；对口腔溃疡等疾病的临床疗效显著。其质量标准研究在逐步提高，物质基础也得到进一步阐明，但对口炎清颗粒发挥药效的作用机制研究尚处于发轫阶段。

二、口腔溃疡研究进展

平常所指的口腔溃疡全称是复发性口腔溃疡（ROU），又称为复发性阿弗他溃疡（recurrent aphthous ulcer，RAU）或复发性阿弗他口炎（recurrent aphthous stomatitis，RAS），是最常见的口腔黏膜溃疡性疾病，多发于唇、舌以及软腭等部位[55]。其临床表现为单个或多个大小不一的圆形或类圆形溃疡，表面覆盖灰色或黄色假膜，中央呈一定程度凹陷，边界较清楚，周围黏膜红肿[56]。口腔溃疡按发病轻重程度分成 3 种类型，即轻型口腔溃疡、重型口腔溃疡和疱疹样溃疡。该病病因复杂，发病机制尚未明确，可能与遗传、免疫、微生物、系统疾病、激素、维生素及微量元素的缺乏、心理因素等诸多因素有关。不同地域、不同种族、不同年龄阶段的人都可能患病，普通人群的患病率高达 20%[57]。ROU 的高发年龄段为 10～19 岁，而在 30 岁以后发病则有可能是其他疾病所致[58]。ROU 发病除了与年龄相关外，与人种、性别也有关系。有美国学者的研究表明，白人患 ROU 的概率是非洲裔的 3 倍，女性比男性有更高的患病风险，吸烟者相较于不吸烟者患口腔溃疡的概率要小，社会经济地位高的人群也更易患口腔溃疡[56]。除复发性口腔溃疡外，以口腔溃疡为主要临床表现，或可以引起口腔溃疡的其他系统性疾病也有很多。可见，口腔溃疡是一种病因机制十分复杂的疾病。

（一）发病因素

复发性口腔溃疡的病因复杂，发病机制尚未清楚。潜在的激发因素包括以下几个方面。

1. 遗传因素

ROU 的发作具有明显的遗传倾向，双亲有口腔溃疡的孩子有高达 90% 的可能患上复发性口腔溃疡，且症状更严重，发作更频繁[59-60]。遗传因素改变了个体对 ROU 的敏感性，如与细胞白介素、干扰素、肿瘤坏死因子相关的基因[61-62]。某些特定的基因在 ROU 患者中被鉴定[63]，包括人类白细胞抗原（human leukocyte antigen，HLA）A2、HLA-B5、HLA-B12、HLA-B44、HLA-B51、HLA-B52、HLA-DR2、HLA-DR7 和 HLA-DQ 系列。此外，5 - 羟色胺（5 - HT）转运基因、内皮型一氧化氮合酶基因、细胞黏附分子基因等被认为会对 ROU 产生影响[64-65]。

2. 免疫因素

免疫因素在口腔溃疡的发病中发挥了重要作用，ROU 患者的免疫反应增强，特别是溃疡区域。早期的研究表明，ROU 与几种免疫调解反应存在关联，包括辅助性 T 细胞亚群变化[66]、Treg 细胞的变化[67]。细胞因子是诱导机体免疫应答的重要因素，Th1 型细胞因子包括 IL - 2、IL - 12、IFN-γ 和 TNF-α，诱导细胞免疫和迟发型超敏反应，刺激 IgG 的分泌；Th2 型细胞因子包括 IL - 4、IL - 5、IL - 10 和 IL - 13，具有抗炎作用，刺激体液免疫和 IgE 的分泌[68]。在 ROU 的治疗过程中，血清免疫由 Th2 向 Th1 方向改变[69]。ROU 的临床表现和病程共同表明其是一种 Toll 样受体介导的疾病[70]。T 淋巴细胞产生的转化生长因子（TGF-β）在 ROU 患者中减少，其对炎症的抑制发挥重要作用[71]；Th3 调节细胞能够迁移到淋巴组织或靶器官，并释放 TGF-β 来抑制免疫反应而使黏膜耐受[72]。研究表明 ROU 患者中细胞因子 IL - 2、IL - 4、IL - 5、TNF-α 和 IFN-γ 水平升高，抗炎因子 IL - 10 降低，这表明免疫应答以复杂模式参与 ROU 的发病进程[73]。某些生理状态或用药会激发 Th1 型免疫应答抑制作用，从而影响 ROU 的发病进程；一些自身免疫疾病，如克罗恩病、脂泻病的 Th1 型免疫应答活性增加[74]。在 ROU 患者中 Th1 基因簇相较于 Th2 基因簇表达增加。Th1 型免疫响应对 ROU 起着关键作用，ROU 患者的 Th1 细胞因子分泌增加，IL - 2、IFN-γ 和 TNF-α 水平升高，同时抗炎因子 TGF-β 和 IL - 10 明显降低，说明促炎因子和抗炎因子失衡可导致 ROU。ROU 患者的体液免疫和细胞免疫都将被扰乱，中性粒细胞被激活，NK 细胞和 B 淋巴细胞增多，$CD4^+$ 细胞减少，$CD8^+$、$CD25^+$ 细胞增加，$CD4^+/CD8^+$ 水平发生变化[75-76]。口腔溃疡患者除了抗炎因子表达活性降低，热休克蛋白 27 表达也降低。吸烟者的热休克蛋白水平升高，可能是其 ROU 患病概率降低的原因[77]。Natah 等[78]发现 ROU 患者口腔黏膜中

γ / δ 型 T 细胞数量显著上升。此外，微生物抗原、压力等因素可因打破机体固有的免疫平衡而引发口腔溃疡。

3. 微生物因素

幽门螺杆菌作为胃肠疾病的致病因素与 ROU 发病也有关联，有研究表明消除幽门螺杆菌后，机体的维生素 B_{12} 水平上升，溃疡症状缓解[79-81]。有研究发现乳酸杆菌和 ROU 呈负相关[82]，并有报道乳酸杆菌片用于治疗 ROU[83]。链球菌可能是口腔溃疡的诱导因素，口腔链球菌作为抗原刺激口腔角质细胞线粒体热休克蛋白交联反应，进而诱导了 T 细胞介导的免疫应答[84]。在对 ROU 患者的口腔菌群研究中，发现口腔菌群在患者和对照组之间存在差异，这些差异在溃疡发病期间最为明显，这表明正常口腔菌群的紊乱触发了病变，或者病变的存在改变了口腔微生物群[85]。

4. 食物过敏

某些食物，如巧克力、牛奶、防腐剂、食用色素、坚果等作为过敏原会诱发口腔溃疡，有部分患者可以通过控制摄入含过敏原的食物来减轻口腔溃疡症状[86-87]。

5. 系统性疾病因素

胃肠道疾病患者 ROU 发病更频繁，40%～45% 的 ROU 患者有消化道疾病如十二指肠溃疡、胃溃疡、局部性肠炎、溃疡性结肠炎等。消化道疾病和 ROU 的发病之间可能有一定的关联。HIV 感染者常伴有 ROU，CD4$^+$、CD8$^+$ 淋巴细胞水平发生变化，中性粒细胞减少。此外，白塞氏综合征、单纯疱疹、放射性口炎、周期性中性粒细胞减少症、克罗恩病和急性发热性嗜中性皮病等疾病会伴随有口腔溃疡[86]。

6. 内分泌异常

ROU 患者伴随着甲状腺功能失调，出现三碘甲状腺原氨酸（triiodothyronine，T3）水平升高，游离甲状腺素水平降低[88]。此外，女性患者在经期、排卵期前后易发生口腔溃疡，怀孕、服用避孕药后停止发作，分娩后随之复发，可能与内分泌失调有关[89]。

7. 放化疗副作用

放化疗引起的 ROU 正越来越引起关注，如乳腺癌、头颈部癌症及消化道癌症的放化疗都易引发 ROU。口腔溃疡也是恶性肿瘤患者放化疗后常见的并发症之一，其发病率高达 25%～67%，给患者造成巨大的痛苦，严重降低患者的生活质量，甚至阻碍患者接受进一步治疗[90]。放化疗会直接导致黏膜上皮的基底细胞受到损伤，破坏其再生能力，使基底层缺乏新生细胞，受损细胞则发生迁移脱落，造成上皮损伤处变薄；随着上皮越来越薄，口腔黏膜出现红斑，发展成溃疡。

8. 维生素和微量元素缺乏

一些 ROU 患者会表现出铁、叶酸、维生素 B_{12} 缺乏，通过补充缺乏的维生素或微量元素能缓解部分 ROU 患者的症状[91]。5%～10% 的 ROU 患者会出现较低水平的铁、锌、叶酸及维生素 B_1、B_2、B_6 和 B_{12}[92]。

9. 心理压力

ROU 患者具有焦虑、抑郁、人际敏感和敌对心理等明显的情绪障碍以及情绪不稳定的特征，如症状多发生于压力较大的考试期间。疲劳及情绪变化等症状作为患者的初始表现，在一定程度上可加重 ROU 病程或导致复发[93]。

10. 其他

有研究表明 ROU 患者红细胞超氧化物歧化酶和过氧化氢酶比正常人高[94-96]。某些用药会带来患 ROU 风险，如非甾体抗炎药[97]。

（二）中医对口腔溃疡的认识

中医将口腔溃疡归为"口疮""口糜""口疡"等范畴，认为本病发生与脾、胃、肝、肾等多个脏腑功能失调相关，症候以"火热"为主，其中又有实火和虚火之分；实火又可分为心火上炎、肝脾积热、胃火巧盛等，虚火又可分为阴虚火旺、脾气虚弱、脾肾阳虚等；因此对本病治疗应先辨证阴阳虚实寒热，不可一概而论[98]。中医将其病因分为内因和外因。内因多为先天禀赋不足或久病体虚。外因则多为平素调养不当，情志过极，饮食不节，劳倦过度，均可导致脏腑功能紊乱，湿热蕴结，火热上炎口舌而致病。总之，本病病位主在心、脾、胃、肾，病证虽有虚实之分，但其病机总体来说皆为火热循经上炎、熏蒸口舌而发病[99]。

辨证分型：《口疮中医临床实践指南（2018）》和《消化系统常见病复发性口腔溃疡中医诊疗指南》将复发性口疮分为胃火炽盛、心脾积热、阴虚火旺、寒热错杂、脾虚阴火 5 个症候[98,100]。本病辨证分型较多，但均与"火热"相关，在治疗时以辨证诊治为治疗原则。

（三）口腔溃疡的治疗

由于口腔溃疡发病因素复杂，目前尚无特效药物，因此其治疗方法需要根据临床具体情况而定。临床上根据症状的严重性、溃疡大小和数量、发病频率等情况，采用中医与西医结合、局部与全身相结合的治疗方法，通过避免创口结疤、减轻疼痛，减少复发次数、缩短发病时间，来取得一定的疗效。局部用药包括膜剂、含漱剂、粘贴剂、雾化剂、凝胶，主要作用为止痛、消炎并促进愈合，用于不同病情溃疡的对症治疗。对一些症状较轻的口腔溃疡，可以优先考虑采用局部治疗，副作用小。全身用药的目的在于促进愈合、减少复发。反复发作不愈或溃疡症状非常严重且免疫功能异常者则考虑全身用药，但副作用较大。西医治疗在减轻疼痛和促进愈合方面具有一定的疗效，但是可能会存在较严重的不良反应。中医通过内治和外治方法能够调节自身免疫功能，调和机体阴阳、气血、脏腑、经络功能，改善口腔局部环境和全身经气的流通，达到抑制炎症、促进溃疡愈合的目的，对于延缓复发和缩短病程有积极的防治作用。

1. 免疫调节类药物治疗

左旋咪唑可作为免疫调节剂，用于恢复巨噬细胞和中性粒细胞的吞噬功能，调节辅助性 T 细胞和细胞毒性 T 细胞的活性，增强干扰素和 IL－2 的活性，改善复发性慢性炎症的进程，被用于治疗 ROU[101]，但可能会出现恶心、嗅觉过敏、粒细胞缺乏症等不良反应。沙利度胺已经被证明是治疗 ROU 的有效药物，通过对炎症级联反应的调控发挥抗炎作用。一项最近的随机对照临床试验表明，25 mg/d 剂量的沙利度胺对延长 ROU 的复发间隔有长期效果，且安全性相对较高[102]。然而，沙利度胺有严重的致畸副作用，此外还有中枢神经系统症状如嗜睡、头晕、困倦、消化道症状、皮疹等[103]。N－乙酰半胱氨酸是一种含硫氨基酸的衍生物，作为细胞内抗氧化剂谷胱甘肽（glutathione，GSH）的前体，由于其强大的抗氧化、抗炎、免疫调节和抗菌作用，能明显减轻 ROU 疼痛[104]。抗生素类消炎药物也常用于治疗ROU，如甲硝唑、替硝唑、庆大霉素等。

2. 糖皮质激素类药物治疗

糖皮质激素类药物作为治疗 ROU 的主要药物，具有减轻症状、加速愈合的功效，如地塞米松、强的松、氢化可的松、氢化泼尼松，或者与咪唑硫嘌呤共同使用[105]。

3. 中医药治疗

中医对口疮的治疗分为内治法和外治法。内治法通过辨证论治将疾病分型，对症下药。阴虚火旺型口疮经久不愈，反复发作，伴有腰膝酸软、骨蒸潮热、遗精盗汗、舌红少苔。此型一般多与免疫系统疾病有关，宜滋阴清热，可用口炎清颗粒[8]、知柏地黄丸[106]等。胃火炽盛型口疮表现为溃疡形状不规则，其周围充血发红，基底有黄色分泌物，口中灼热疼痛，牙龈红肿出血，口臭口干，喜冷饮，舌质红，舌苔黄而干，小便黄赤，大便干结，脉滑数；宜清胃降火、通腑泄热，可用清胃散[107]、牛黄清胃丸[108]等。心脾积热型口疮溃疡基底分泌物色黄，溃疡周围充血发红，溃疡局部灼热疼痛，口干，唾液多，焦虑不安，心烦失眠，大便干结或黏滞不爽，小便短赤，舌质红，舌体偏胖，苔偏黄腻，脉滑数；宜清心泻脾、导热下行，可用泻黄散合导赤散[109]、黄连上清丸[110]等。寒热错杂型口疮溃疡色淡白或淡红，反复发作，口干苦，或伴咽痛，胃脘堵闷，知饥不食，食则腹胀，腹泻肠鸣，纳果，乏力，舌体胖大，舌质红，舌苔白腻或黄腻，脉濡或滑；宜平调寒热、和解阴阳，可用甘草泻心汤加减等[111]。脾虚阴火型口疮溃疡经久难愈，充血不明显，分泌物不多，常伴腹胀、大便溏稀、纳果、倦怠乏力、气短自汗，劳累后会加重，舌质淡或淡红、苔薄白、脉沉细弱；治宜温补脾胃、升阳散火，可用补中益气汤等[112]。外治法为局部治疗，包括穴位贴敷、药物涂敷、中药漱口、针灸等。用于局部治疗的中药多采用可以清热解毒、活血止痛、祛腐生新的中草药，合理配伍制得。涂擦法可用养阴生肌散、冰硼散、西瓜霜等[113]。含漱法可用黄连水[98]。喷雾剂可用口腔炎喷雾剂[114]和金喉健喷雾剂[115]等。针灸疗法是基于中医辨证采取包括针刺、灸法、火针、穴位注射、刺络放血、穴位贴敷、耳穴刺血按摩等方式，以调和脏腑阴阳、清热泻火、疏通经脉，从而发挥疗效[113]。

4. 中西医结合治疗

采用中西医结合治疗口腔溃疡，标本兼治，将西医疗法的局部针对性与中医疗法的整体阴阳调整结合起来，辨病与辨证兼顾，可达到缩短病程、减少复发的效果。如口炎清颗粒联合西帕依固龈液治疗 ROU，增强了临床疗效[5]。

5. 其他治疗方式

通过消毒防腐药类的漱口水治疗，如洗必泰可以减少 ROU 的发病时间和复发次数；三氯生漱口液可以减少溃疡面积，减轻疼痛，缩短发病时间。氨来占诺作为一种抗过敏和抗炎药糊剂，可以减少溃疡面积，减轻疼痛，促进愈合。可通过补充维生素和微量元素促进溃疡愈合，如维生素 C、核黄素、硫酸锌等。还可采用超声波、激光，对局部溃疡组织进行治疗，促进其愈合。

综上所述，ROU 在生活中十分常见，对其治疗的方法也较多，但是现代医学尚未确定 ROU 确切的系统病因。可以确定的是机体免疫在 ROU 的发病过程中有着重要的影响。现有研究表明，与遗传相关的因素是通过影响机体的先天免疫及获得性免疫而与该病有着密切关联；其他因素，如食物过敏原、维生素缺乏、微量元素缺乏、感染、系统疾病等也会通过扰动机体免疫平衡，诱导口腔炎症反应而激发该病的发生与发展。作为一种常见的生理性免疫反应，持续的口腔炎症将会破坏血管通透性，导致维持口腔黏膜完整性的细胞和细胞基质黏附蛋白受损，进而使口腔黏膜出现侵蚀、溃疡和脱落，最终可能发展为口腔溃疡等口腔炎症疾病。

三、睡眠剥夺研究进展

睡眠是机体不可或缺的重要生理现象，睡眠剥夺作为一种持续性应激可引起一系列心理、生理改变，进而影响机体机能及工作效能。随着社会生活节奏的加快，熬夜、失眠的情况越来越普遍，且在某些工作任务条件下会出现不可避免的睡眠剥夺。在睡眠剥夺时，人的工作能力、认知功能及情绪下降，持续睡眠剥夺可影响自主神经系统、内分泌系统和免疫功能，而易诱发多种身心疾病，严重的睡眠剥夺甚至可导致死亡。越来越多的研究表明，睡眠不足会严重影响人体的健康，是多种疾病风险关联因素。睡眠剥夺会增加神经退行性疾病[116]、心血管疾病[117]、糖尿病[118]、肥胖症[119]和结肠炎[120]等疾病的风险。睡眠剥夺会导致机体器官组织受到损伤，如慢性睡眠剥夺导致黏膜纤毛清除速度和纤毛细胞数量的显著增加，上呼吸道黏膜组织受损[121]。有文献报道慢性睡眠剥夺会破坏骨的微结构，损害骨健康[122]。缺乏睡眠增加了牙龈炎的风险，牙龈炎进而又会增加心血管疾病风险[123]。有研究表明，睡眠障碍和疲劳相互作用，进而影响口腔健康状况[124-125]。迄今，人们对睡眠障碍如何影响口腔健康状况知之甚少。睡眠缺失对口腔健康造成的潜在风险可能与其所导致的炎症和免疫扰动直接相关。

（一）睡眠剥夺与免疫

睡眠与免疫功能密切相关，睡眠剥夺或睡眠紊乱会严重影响机体正常免疫功能。大量研究表明，睡眠剥夺会导致自然杀伤细胞的杀伤力和白细胞的吞噬能力降低，睡眠剥夺时间越长免疫功能下降越多，恢复睡眠后可以得到恢复[126]。洪军等[127]研究发现，56 h 睡眠剥夺可导致 T 淋巴细胞亚群 CD16+ 和 CD3+ 有所降低，CD8+ 和 CD4+ 则无明显改变，说明随着睡眠剥夺时间的增加，T 细胞亚群呈下降趋势，进而导致机体免疫功能下降。非常短的睡眠剥夺亦会减缓败血症患者在恢复过程中淋巴细胞的恢复，2 天的睡眠剥夺便会使绝对淋巴细胞数量出现下降[128]。有研究表明，在注射流感疫苗前一周限制睡眠会显著降低疫苗的有效性以及中和抗体的产生[129]。受试者在接种甲型肝炎疫苗后正常睡眠与在接种疫苗前睡眠剥夺一晚的受试者相比，4 周后甲型肝炎疫苗的抗体滴度会高出近 2 倍[130]。现有研究还表明，睡眠不足会导致三剂乙肝疫苗接种结束完成时，临床上受到的保护效能降低[131]。此外，睡眠剥夺使免疫激活，进而导致人和动物 IL-6、TNF-α 和 IL-1β 等促炎性因子升高[132-133]。

（二）睡眠剥夺与神经内分泌系统

睡眠剥夺的另一个重要影响是对神经内分泌系统的影响。睡眠剥夺会导致神经递质受体系统变化，12 h 的睡眠剥夺就会使大鼠海马中 5-HT 1A 受体的表达增加[134]。一项对大鼠 72 h 异相睡眠剥夺实验表明，其大脑皮层的谷氨酸、甘氨酸和牛磺酸水平明显增加，而在脑海马中，谷氨酸、天门冬氨酸、谷氨酰胺和甘氨酸水平明显增加[135]。下丘脑 – 垂体 – 肾上腺（hypothalamic-pituitary-adrenal，HPA）轴是一个重要的神经内分泌系统，研究表明部分或者完全的睡眠剥夺会激活 HPA 轴，导致人的皮质醇、啮齿动物的皮质酮水平升高[136 - 137]。有研究表明大鼠经异相睡眠剥夺 4 天后，血浆中促肾上腺皮质激素和皮质酮水平增加，出现能量消耗的增加和脂肪损失，恢复睡眠后，皮质酮水平仍然偏高[138]。在睡眠剥夺期间，下丘脑 – 垂体 – 甲状腺（hypothalamic-pituitary-thyroid，HPT）轴激活，垂体释放的促甲状腺激素增加[139]。睡眠剥夺会激活肾素 – 血管紧张素系统，导致血清肾素和血管紧张素 Ⅱ 水平的增加[140]。有研究表明睡眠不足会导致胰岛素抵抗，使葡萄糖耐量降低，进而增加了糖尿病的发病风险[141]。一项临床交叉实验表明，年轻健康男性的睡眠受限后，瘦素水平下降、胃泌素水平增加，食欲增加，这可能是睡眠不足导致人体肥胖的原因[142]。

（三）睡眠剥夺与氧化应激

睡眠剥夺是一种氧化应激的诱因，长期的睡眠不足，会导致人体氧化应激系统激活[143]。应激反应引起的生理变化包括自主神经活动改变如神经内分泌活动改变和交感神经活动增强，如下丘脑多个内分泌轴的激活。唐庆娟等[144]研究表明，大鼠被剥夺睡眠 3 天后，表现出氧化应激状态，血浆中丙二醛（malondialdehyde，MDA）水平升高，GSH 含量降低，谷胱甘肽过氧化物酶（glutathione peroxidase，GSH-Px）和谷胱甘肽还原酶（glutathione reductase，GSHR）活性降低，超氧化物歧化酶（superoxide dismutase，SOD）活性有降低趋势，氧化应激可能是睡眠剥夺引起病理变化的机制之一。徐孝平等[145]对大鼠进行 72 h 睡眠剥夺，可引起大鼠体质量、摄食量和饮水量明显降低，机体血清 SOD 活性明显降低，MDA 含量明显升高，抗氧化应激能力下降。另外，研究表明睡眠剥夺会导致机体细胞出现 DNA 氧化损伤[146]；在异相睡眠剥夺 96 h 的大鼠上观察到骨骼肌的组织病理学变化，8 – 羟基脱氧鸟苷（8 – OHdG）、脂质过氧化物和溶酶体活性增加，纤维肌肉组织出现氧化损伤和分解代谢活动[147]。

（四）睡眠剥夺与微生物

睡眠剥夺对口腔微生物影响的研究尚未见报道。不过有研究表明，在睡眠期间口腔是一个活跃的微生物环境，睡眠前后不同的口腔部位微生物丰度会发生大的变化[148]。睡眠剥夺对肠道微生物影响的研究已经有了一定的进展。在一项利用标准化实验室方案（具有固定的进餐时间和运动时间表）的随机对象内交叉研究中，对成年男性连续两晚进行部分睡眠剥夺，*Firmicutes/Bacteroidetes* 的比例增高，*Coriobacteriaceae* 菌和 *Erysipelotrichaceae* 菌丰度增加，*Tenericutes* 菌丰度减少，菌群 β 多样性以及粪便短链脂肪酸浓度无明显变化[149]。可见，短期睡眠不足会对人类肠道微生物产生一定的影响，睡眠不足所致微生物群落的变化对机体代谢产生的影响后果则需要基于更长时间的慢性睡眠剥夺来进一步研究。在另一项基于人和大鼠的实验中，大鼠每天剥夺睡眠 20 h，共 7 天，肠道微生物操作分类单元（operational tax-onomic unit，OTU）丰富度下降；人体实验中，每晚进行 4 h 的睡眠限制，连续 5 晚，结果表明睡眠限制并未引起人肠道菌群丰度或组成的明显变化[150]，说明肠道菌群的组成是相对稳定的。一项基于自我报告的初步研究表明，在年轻的健康人中，睡眠质量与肠道微生物多样性、*Firmicutes/Bacteroidetes* 的比例和产生丁酸盐的菌属呈正相关，与 *Prevotella* 菌属呈负相关[151]。另一项基于睡眠质量与肠道菌群相互关系的研究也发现睡眠质量与肠道微生物多样性呈正相关[152]。

（五）睡眠剥夺与阴虚火旺证

中医认为，对于机体生命具有凝聚、滋润、抑制阳热等作用的元素和功能统属于阴，这些元素出现亏耗的病理现象则称为阴虚。阴虚火旺证是指机体阴液亏损，导致阴不制阳，阳热相对亢盛，出现升、动、燥、热，机能虚性亢奋的病理状态。阴虚火旺的主要辨证标准为咽干口燥，心烦易怒，烘热升火，形体消瘦，舌质红绛。阴虚证是临床常见的症候，多见于劳损久病或热病之后而致阴液耗损的患者，如睡眠不足通常会导致阴虚火旺[153-154]。中医认为，熬夜易使人体阴阳平衡失调，导致阴亏阳亢而产生阴虚内热的症状。从中医角度来看，睡眠剥夺包含着一些阴虚火旺证的典型病因病机，《本草经解》曰"七伤者，食伤、忧伤、饮伤、房室伤、饥伤、劳伤、经络营卫气伤之七伤也，七伤皆伤真阴"；《何氏虚劳心传》亦提出"过劳伤阴"。滋阴派医家朱丹溪指出，"五志之动，各有火起"，而"相火易起，五性厥阳之火相煽，则妄动矣"，认为精神状态与人的体质相关。当五志过极，可以引动相火，煎耗真阴，导致阴虚火旺。睡眠剥夺使机体得不到正常睡眠休息，构成了"劳"的病因，造成体内真阴耗竭，从而导致阴虚证。另外，睡眠剥夺（熬夜、失眠）过程中人体往往处于五志过极的状态，可以引动相火，煎耗真阴，导致阴虚火旺。因此，睡眠剥夺是中医阴虚火旺证产生的病因之一。

此外，国外已经有大量对睡眠剥夺的相关研究，睡眠剥夺引起的生理行为和生化指标变化也与阴虚火旺的临床表现及现代研究具有相当程度的一致性。睡眠剥夺与阴虚火旺均与内分泌系统功能失调有关。诸多研究表明，阴虚火旺证表现出肾上腺糖皮质激素合成分泌偏高的 HPA 轴功能紊乱状态。赵伟康等[155]研究发现甲亢阴虚火旺者尿中 17 - 羟类固醇显著高于正常水平。凌昌全等[156]研究认为糖皮质激素受体是虚证相关蛋白之一，并推测糖皮质激素受体与虚证间的关系无器官和种属上的特异性。睡眠剥夺可激活 HPT 轴，而 HPT 轴的激活与阴虚火旺证密切相关。陈维铭等[157]探讨天王补心丹对阴虚火旺型失眠患者 HPT 轴激素水平的影响，表明阴虚火旺型失眠患者存在 HPT 轴功能亢进。武文斌等[158]认为甲状腺激素水平高低是反映阴虚和阳虚病变的物质基础，而脱碘酶的活性在阴虚和阳虚证中发挥了关键作用，阴虚患者血清 T_3 较正常人高。樊蔚虹等[159]探讨肝肾阴虚证大鼠 HPT 轴的变化及中药对其的调节作用，认为 HPT 轴的部分抑制是肝肾阴虚证形成的关键。

阴虚火旺证会出现炎性细胞因子水平升高，而睡眠剥夺也会导致机体炎症水平上升。申维玺等[160-162]运用分子生物学的方法研究阴虚证，提出了阴虚证的病理状态形成是由于人体在各种阴虚证病因的作用下，TNF-α 等炎性细胞因子表达水平相对升高、生物学活性相对增强，引起细胞因子功能平衡失调的结果。在阴虚证患者肺组织淋巴细胞和巨噬细胞等细胞中 IL-8、TNF-α、IFN-γ 的蛋白表达水平升高。李萌梅等[163]研究表明，阴虚火旺型口腔溃疡小鼠模型血清 IL-1β、IL-6 水平较正常组明显升高。一系列研究说明阴虚火旺证确实伴随着 TNF-α 等炎性细胞因子表达水平的增高。

睡眠剥夺与阴虚火旺证均有氧化应激的症状。顾文聪等[164]研究发现，阴虚火旺组血浆过氧化脂质（lipid peroxide，LPO）含量显著高于正常组和阴虚火旺不明显组；SOD 活性则显著低于阴虚火旺不明显组。王春风等[165]也发现阴虚火旺证 ROU 组 SOD 活性明显低于健康组，而 LPO 含量明显高于健康组。有研究[166]认为脂质过氧化损伤是阴虚火旺证形成的共同病理生理基础，脾、肾阴虚大鼠模型中 LPO 升高，3 种抗氧化酶［GSH-Px、心肌黄酶（DT-diaphrose，DTD）、SOD］活性均下降。

综上所述，睡眠剥夺可以模拟中医阴虚火旺证产生的病因，对内分泌系统、免疫炎症、能量代谢等方面的影响也与阴虚火旺证的现代医学研究具有相当程度的一致性。而阴虚火旺证是口腔溃疡的常见症候之一。可见，睡眠剥夺是导致阴虚火旺，诱发口腔炎症反应，加重口腔溃疡的潜在因素。但是，目前尚未见文献报道睡眠剥夺对口腔溃疡的影响。睡眠剥夺是否会诱导口腔炎症反应，加重口腔溃疡，进而使普通口腔溃疡伴随阴虚火旺症候还需要进一步研究。

（六）睡眠剥夺动物模型

目前动物睡眠剥夺模型主要有啮齿类动物模型和果蝇模型，啮齿类动物模型包括水平台剥夺模型、强迫运动剥夺模型、应激剥夺模型、轻柔刺激剥夺模型和化学刺激剥夺模型等。果蝇睡眠剥夺模型主要通过基因修饰、机械剥夺、夜间重复光照剥夺等方法实现。通过水平台环境剥夺法进行睡眠剥夺时，大鼠或小鼠在进入快速眼动（rapid eye movement，REM）睡眠时，全身肌紧张性下降，导致其面部突然触水而惊醒，同时也会引起动物约 31% 的非快速眼动（non-REM）睡眠缺失[167]。改良多平台剥夺方法[168]对该方法进行了改进，增加了平台的数量，多平台可以一次性投入更多的实验动物，避免了单平台中单只动物与群体隔离所带来的影响；由于受试动物在多平台中活动范围增大，因此有效降低环境改变对动物产生的刺激。

四、网络药理学与多组学技术在中药研究中的应用概述

（一）网络药理学在中药研究中的应用

网络药理学是从生物网络平衡和系统生物学的角度阐释药物对疾病发生发展的调控过程，基于改善或恢复生物网络平衡的整体观思维去认识药物与机体发生相互作用的过程，并指导新药发现[169]。与传统的药理学研究策略不同，网络药理学并不研究药物与单一靶点和疾病之间的相互作用，而是从系统和整体的角度来评价药物对多层面生物分子网络的调控作用，具有系统性、相关性和可预测性的特点。网络药理学研究方法建立在人工智能算法、计算机虚拟计算及网络数据库检索等基础上，围绕分子生物学、生物网络构建与分析、多效性、冗余性和连接性等方面解析药物有效性、安全性和代谢特性等。网络药理学的出现结束了"一种药物、一个靶标、一种疾病"为主导的传统药物研发模式，开启了多成分、多靶点与复杂疾病间网状关系的新研究模式。

当前威胁人类健康的主要疾病已经逐渐从传染性疾病转变为慢性病，包括免疫性疾病、心血管疾病、糖尿病和肿瘤等。这些复杂疾病往往不是由单一因素引起的，而是由多种因素诱发的。因此，复杂疾病的治疗也应该从多途径、多靶点入手，这与中医药治疗的整体思维相吻合。中药复方由多味中药组方而成，含有丰富复杂的物质成分，通过多途径、多靶点和多层面作用于疾病。中医药的整体多维的治疗思路，使其在防治慢性复杂疾病方面具有广阔的前景。但是，中药复方成分复杂，难以确定具体的有效成分，导致其物质基础和作用机制不甚明确。中医药治疗基于整体理论的特点决定了其作用机制的研究需要从整体出发，基于多层面的分子网络着手，而这与网络药理学的整体系统性特点相吻合。因此，网络药理学用于中医药防治疾病的作用机制研究具有明显优势。

中药网络药理学是一种基于生物网络的研究方法，旨在揭示复杂疾病、症候群和中药方剂之间的生物学基础[170]。为了系统地揭示中医整体诊断和治疗的生物学基础，中国学者率先提出了"网络靶标"的新概念，"网络靶标"将生物分子网络与疾病、中医症候群和中药联系起来，包括关键的生物分子、关键通路和关键模块，并能反映中药的整体调控机制[171]。因此，中药网络药理学中的"网络"包括由中草药、靶点、疾病和症候等多种元素组成的网络。通常的研究思路包括中药成分的获取，成分靶点的获取和预测，从而得到中药基于其物质基础的可能作用靶点网络；疾病靶点和症候靶点网络构建，对成分靶点网络与治疗对象的生物网络进行关联，建立"中药-成分-靶点-疾病或症候"网络；对构建的网络进行拓扑分析，找出关键的活性成分、调控分子、通路和模块，并通过体内外实验验证相关调控机制。上述工作的实现依赖于计算机虚拟预测、人工智能算法和大数据挖掘等技术。

中药网络药理学研究常用的中药成分数据库有中药系统药理学平台（TCMSP，https：//old. tcmsp-e. com/tcmsp. php）、BATMAN-TCM（http：//bionet. ncpsb. org/batman-tcm）、中药整合数据库（TCMID，http：//www. megabionet. org/tcmid/）、TCM（http：//tcm. cmu. edu. tw/）、中药成分靶点平台 HIT 2.0（http：//hit2. badd-cao. net/）、中药百科全书数据库（ETCM，http：//www. nrc. ac. cn：9090/ETCM/）等数据库，通过这些数据库可以获取大部分研究中药的成分数据，对于没有相关数据库收载的中药则可以通过文献检索或者成分分析实验获得相关数据。常用成分靶点检索数据库包括计算系统生物学数据库（TCMSP，https：//old. tcmsp-e. com/index. php）、毒性与基因比较数据库（CTD，https：//ctdbase. org/）、STITCH（http：//stitch. embl. de/）、Drugbank（https：//go. drugbank. com/）等数据库。这些数据库提供的化合物作用的相关靶点是基于已有的相关研究报道而来的，针对一些研究相对较少的成分，如一些在中药中发现的新化合物，在这些数据库中则很难检索得到靶点信息。成分靶点获取的另一个途径是基于化合物分子结构进行靶点预测的在线平台，如 SwissTargetPrediction（STPD，http：//www. swisstargetprediction. ch/）、Similarity ensemble approach（SEA，https：//sea. bkslab. org/）和 PharmMapper（http：//www. lilab-ecust. cn/pharmmapper/）等数据库，这类数据库解决了研究较少的化合物靶点获取的问题。另外，还可以通过分子对接等计算机虚拟预测的方法获取成分靶点，常用的分子对接工具有 AutoDock Vina、Discovery Studio 等软件。疾病靶点获取常用的数据库有人类孟德尔遗传数据库（OMIM，https：//omim. org/）、基因疾病关联数据库（DisGeNET，https：//www. disgenet. org/）、Integrity（https：//integrity. clarivate. com/integrity/xmlxsl/）和人类疾病数据库（MalaCards，https：//www. malacards. org/）等数据库。在成分靶点库和疾病靶点构建以后，下一步则是靶点间相互作用分析、网络构建、网络拓扑分析、网络模块分析和靶点功能分析。靶点间相互作用分析在线平台有 STRING（https：//cn. string-db. org/）和HPRD（http：//www. hprd. org/）等，通过靶点间相互作用分析可将成分靶点与疾病靶点关联起来。网络构建与可视化可通过 Cytoscape 软件和 R 语言工具等实现，其中使用 Cytoscape 软件及其插件还可以进行网络拓扑分析、网络模块分析和功能富集分析。随着系统生物学和生物信息学的发展，有许多功能富集分析在线平台出现，如 DAVID（https：//david. ncifcrf. gov/）、GeneTrail2（https：//genetrail2. bioinf. uni-sb. de/start. htmL）和 Metascape（https：//metascape. org/gp/index. htmL）等平台，这些平台均提供了基因本体论（gene ontology，GO）分析功能和通路富集分析功能，操作方便简单，有力地支撑了中药网络药理学的研究。

（二）多组学技术在中药研究中的应用

组学研究对某一层面的生物分子进行全面的评估，有助于洞悉该层面生物分子的整体轮廓[172]。不同生物分子层面的组学研究则形成了当前的多组学研究生态，包括基因组学、转录组学、表观基因组学、蛋白质组学、代谢组学、化学组学和微生物组学等。目前，对人类健康和疾病的全面深入了解需要解析不同层面分子变化的复杂性，因此多组学技术作为系统生物学研究的重要工具，在对复杂疾病的发生、发展及防治研究中具有广阔的应用前景。随着生物技术的发展，高通量组学技术日趋成熟，应用逐渐普及，成为生命科学领域强有力的研究手段。相比于单一的组学数据研究，多组学提供了多层面分子之间的信息；对多组学数据的整合分析，可提供不同层次的生物分子信息，有助于系统全面地了解复杂的生物学现象，如复杂疾病的发生与防治。

多组学数据整合分析契合了系统生物学的观点，从多个层面，以全局的角度评估生物分子的变化，这也正是研究中医药对复杂疾病的防治调控机制所需要的。近年来越来越多的学者采用多组学技术研究中医药作用机制，有力地推动了中医药现代化和标准化的研究进程[173]。Wang 等[174]基于蛋白组学和代谢组学揭示了补肺健脾颗粒通过调节肺功能、黏液分泌、肺栓塞和能量代谢而缓解慢阻肺的病理进程。Su 等[175]通过多组学方法结合中药数据库的虚拟筛选，发现没食子酸是一种胶质瘤自噬靶点 RAB13 的抑制剂。Feng 等[176]通过代谢组学和肠道微生物组学方法研究了柴胡的低极性提取物抗抑郁机制。Leung 等[177]通过血清代谢组学和脂质组学方法揭示了寒性、热性中药对酵母诱导发热大鼠体温调节的可能作用机制。Du 等[178]结合代谢组学、转录组学和药效学，在大鼠模型中研究保元汤对心肌缺血的药效和分子机制。Wang 等[179]基于脑组织的代谢组学和蛋白质组学研究了刺蒺藜果实总皂苷对大鼠缺血性中风的保护作用机制。运用多组学方法研究中药配伍的减毒作用也取得了进展，一项联合代谢组学、蛋白质组学和脂质组学的研究揭示了五味子木脂素通过降低肝内甘油二酯和甘油三酯水平发挥针对乙酰氨基酚诱导的肝脏毒性的保护作用[180]。Luo 等[181]通过联合代谢组学和脂质组学研究了黄连解毒汤对"上火"患者的疗效和潜在机制，发现其对三磷酸腺苷和三羧酸循环的调控作用是其发挥药效的关键。Rai 等[182]基于多组学策略开展了山茱萸特定代谢产物生物合成的特征分析，找到了环烯醚萜、三萜和半乳糖苷类生物合成的候选细胞色素 *P450* 基因。Chen 等[183]联合了代谢组学、蛋白质组学以及肠道微生物组学研究了铁皮石斛、魔芋和芦荟甘露聚糖提取物对二型糖尿病大鼠的宿主代谢和肠道微生物群的影响以及潜在机制，发现其抗糖尿病功效与其对支链氨基酸代谢的调控相关。多组学研究方法同网络药理学研究都是基于系统生物学的思想，与中医药治疗的整体概念相契合，有助于克服中医药发展的瓶颈，提高中医药研究的技术水平。

随着组学技术的发展，越来越多的组学数据产生，对于海量数据的整合分析成为新的研究需求。多组学整合分析将不同层面的组学数据结合起来，通过统计学、机器学习和深度学习等方法挖掘数据间的调控关系，来理解多维层次分子间的相互作用，揭示药物和疾病对生命系统的影响[184]。目前多组学整合策略主要分为无监督的数据整合方法和有监督的数据整合方法[185]。其中，无监督的数据整合方法主要包括矩阵分解方法、贝叶斯方法和基于网络的方法。有监督的数据整合方法，包括基于网络关联的模型、多核学习方法（multi-kernel learning）和基于多步骤分析的模型。另外，还有一种介于两者之间的半监督数据整合方法。其中，加权基因共表达网络分析（weighted gene co-expression network analysis，WGCNA）方法是由Langfelder & Horvath 开发的一种非监督的基于网络整合策略的系统生物学分析方法[186]。WGCNA 可以对不同类型的组学数据进行表达量相关性分析和模块聚类分析，同时将表型数据整合于不同组学数据分析中，通过网络构建和网络拓扑分析挖掘不同组学数据间的内在关联以及核心调控生物分子和网络。WGCNA 促进了对多组学数据集整合与分析研究，在多组学数据分析研究中已经取得了诸多进展。Zoppi 等[187]开发的多组学研究工具 MiBiOmics 便使用了 WGCNA 方法，为预测和探索复杂生物系统中的潜在分子机制提供了研究平台。Mendez 等[188]基于 WGCNA 分析的蛋白质组学和转录组学数据，揭示了使用阿片类药物后血管生成分子网络失调机制。Colli 等[189]通过 WGCNA 进行多组学数据挖掘，确定了两类拮抗人类 β 细胞 IFN-α 的化合物。一项基于 WGCNA 的多组学分析方法通过对航天员的转录组、蛋白质组、代谢组和表观遗传数据进行分析，发现了太空飞行会导致线粒体功能改变和 DNA 损伤的证据[190]。

综上所述，网络药理学和多组学技术都是基于系统生物学角度的研究方法，这与中医药防治疾病的整体思路不谋而合，运用网络药理学和多组学技术研究中医药防治疾病的生物学基础具有显著的优势。网络药理学和多组学技术的发展也有力地推动了中医药研究的现代化和标准化。

五、本书主要研究内容概述

口炎清颗粒主治阴虚火旺型口腔炎症疾病，临床上广泛用于治疗 ROU、口腔扁平苔藓、牙周炎、疱疹性口炎、慢性咽炎及鼻咽癌患者放射性口腔炎等咽喉口腔炎症疾病，疗效显著。但是，口炎清颗粒的作用特点及作用机制尚不明确。口炎清颗粒对口腔溃疡的主治证型为阴虚火旺型，由于缺乏贴近临床的病证结合模型，目前口炎清颗粒的药效机制研究受到限制。睡眠不足在现代社会日趋普遍，严重威胁人体健康。中医认为睡眠不足（熬夜）会引起虚火上炎，是导致人体阴虚火旺的临床病因之一；现代医学研究表明，睡眠不足会扰动神经内分泌免疫系统，诱发慢性炎症反应，导致感染性及炎性病变的风险增加，如心血管疾病、消化道疾病和神经退行性疾病等。此外，睡眠不足还会影响口腔健康，增加患牙龈炎和牙周炎的风险。可见，睡眠剥夺是导致阴虚火旺，诱发口腔炎症反应，加重口腔溃疡的潜在因素。因此，通过模拟临床病因熬夜对口腔溃疡动物进行睡眠剥夺可建立阴虚火旺型口腔溃疡模型。

本书旨在研究口炎清颗粒对睡眠剥夺诱导的口腔炎症反应以及所加重的口腔溃疡的抑制作用，为阐明其治疗阴虚火旺型口腔炎症疾病的作用特点及机制提供科学依据。

本书首先通过网络药理学和分子对接法预测口炎清颗粒治疗口腔溃疡的潜在靶点和通路，为后续的药效机制研究提供参考；再通过睡眠剥夺法建立阴虚火旺型口腔溃疡模型，研究口炎清颗粒对该模型的干预作用；最后从治未病的角度出发，研究口炎清颗粒对慢性睡眠剥夺诱导的口腔稳态失衡的干预作用及整体调控机制。

（一）基于网络药理学和分子对接技术的口炎清颗粒作用机制预测

本书采用网络药理学和分子对接技术初步预测口炎清颗粒治疗口腔溃疡的潜在靶点和通路。分别构建成分和口腔溃疡疾病靶点库，对活性成分靶点和口腔溃疡疾病靶点进行蛋白－蛋白间相互作用分析，通过网络拓扑分析得到关键靶点并进行功能通路富集分析；然后通过 Discovery Studio 软件进行分子对接，初步探讨活性组分如何作用于相关靶点。

（二）基于急性睡眠剥夺的阴虚火旺型口腔溃疡模型的构建

采用苯酚灼伤法对大鼠进行口腔溃疡造模，然后使动物在改良的多平台水环境中睡眠剥夺 3 天，构建阴虚火旺型口腔溃疡动物模型，并研究急性睡眠剥夺对口腔溃疡的影响。通过观察口腔溃疡的变化和症候表现，并检测神经内分泌免疫系统和氧化应激相关指标综合评价该模型。

（三）口炎清颗粒对睡眠剥夺加重的阴虚火旺型口腔溃疡的抑制作用研究

为了研究口炎清颗粒对所构建的阴虚火旺型口腔溃疡的抑制作用，将实验动物随机分成正常组，模型组，口炎清颗粒低、中、高剂量组以及左旋咪唑组共 6 个组。口炎清颗粒低、中、高剂量组每天分别按 0.522 g/kg、1.57 g/kg、4.70 g/kg 的剂量灌胃给药。左旋咪唑组每天按 20 mg/kg 剂量灌胃给药。正常组和模型组灌胃给予等体积的蒸馏水。通过观察口腔溃疡的变化和症候表现、检测炎症等相关药效指标，并结合代谢组学综合评价口炎清颗粒对该模型的干预作用。

（四）口炎清颗粒干预慢性睡眠剥夺诱导的口腔稳态失衡机制研究

慢性睡眠剥夺通过改良多平台水环境法对大鼠每天睡眠剥夺 18 h，连续剥夺 21 天实现。将实验动物随机分成正常组、慢性睡眠剥夺组、口炎清颗粒组共 3 个组。口炎清颗粒组每天按 1.57 g/kg 的剂量灌胃给药。正常组和慢性睡眠剥夺组灌胃给予等体积的蒸馏水。然后运用代谢组学、蛋白质组学和微生物组学技术研究口炎清颗粒对慢性睡眠剥夺所致口腔稳态失衡的干预作用，基于 WGCNA 法对多组学数据进行整合分析，从多角度多层面解析口炎清颗粒干预睡眠剥夺诱导的口腔稳态失衡的网络调控机制。

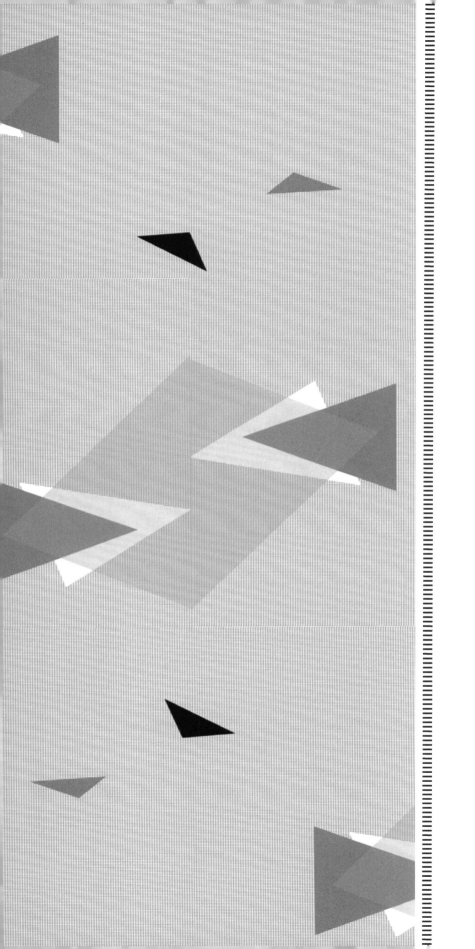

第二章 基于网络药理学和分子对接技术的口炎清颗粒作用机制预测分析

　　网络药理学是从系统生物学和生物网络平衡的角度阐释药物对疾病发生发展的调控过程、从改善或恢复生物网络平衡的整体观角度认识药物与机体的相互作用并指导新药发现[169]。与传统的药理学研究策略不同，网络药理学并不研究单一疾病、单一靶点和单一药物之间的相互作用，而是从系统和整体的角度评价药物对多层面生物分子网络的调控作用，具有系统性、相关性和可预测性的特点。中药网络药理学是一种基于生物网络的研究方法，旨在揭示复杂疾病、症候群和中药方剂之间的生物学基础，通过构建"药物 – 靶点 – 疾病"网络，为中药的多成分、多途径和多靶点的整体作用机制提供新的视角[170]。中医药由于其整体多维的治疗思路，使其在防治慢性复杂疾病方面具有广阔的前景。但是，中药复方成分复杂，难以确定具体的有效成分，导致其物质基础和作用机制并不明确。由于中医药基于整体思想理论防治疾病的特点决定了其作用机制的研究也需要从整体出发，这与网络药理学的整体系统性特点相吻合。因此，网络药理学在中医药防治疾病的作用机制研究中具有明显优势。分子对接在药物虚拟筛选中应用广泛，其实质就是利用计算机技术，通过分子的几何结构模拟分子间的相互作用力，研究药物分子与靶点间的相互作用，应用于药物发现阶段的早期虚拟筛选、药物潜在作用机制研究以及药物作用靶点的预测。通过高效经济的网络药理学方法和分子对接技术可以率先预测口炎清颗粒治疗口腔溃疡的网络调控机制，为后续的药效机制研究提供参考。本章研究通过以下步骤预测口炎清颗粒治疗口腔溃疡的潜在靶点和作用通路：①分别构建成分和口腔溃疡疾病靶点库；②对活性成分靶点和口腔溃疡疾病靶点进行蛋白质 – 蛋白质相互作用（protein-protein interaction，PPI）分析，通过网络拓扑分析得到关键靶点并进行功能通路富集分析；③通过 Discovery Studio 2016 软件进行分子对接，探讨活性成分如何作用于相关靶点。

【研究方法】

（一）数据来源

1. 口炎清颗粒关键活性成分的确定

　　本团队前期通过谱效学研究，确定了口炎清颗粒中 16 个关键活性成分（表 2 – 1），其结构见图 2 – 1。以这 16 个成分为基础检索和预测口炎清颗粒的成分靶点。

表 2 - 1   口炎清颗粒关键活性成分

化合物	归属	结构分类
新绿原酸（neochlorogenic acid）	山银花	有机酸
绿原酸（chlorogenic acid）	山银花	有机酸
隐绿原酸（cryptochlorogenic acid）	山银花	有机酸
异槲皮苷（isoquercitrin）	山银花	有机酸
木犀草苷（luteolin - 7 - O-glucoside）	山银花	有机酸
异绿原酸 B（isochlorogenic acid B）	山银花	有机酸
异绿原酸 A（isochlorogenic acid A）	山银花	有机酸
肉桂酸（cinnamic acid）	玄参	有机酸
哈巴苷（harpagide）	玄参	环烯醚萜
哈巴俄苷（harpagoside）	玄参	环烯醚萜
安格洛苷（angoroside C）	玄参	苯丙素
鲁斯可皂苷元（ruscogenin）	麦冬	皂苷
赖氨酸（lysine）	麦冬/天冬/甘草	氨基酸
γ - 氨基丁酸（γ-aminobutyric acid）	麦冬/天冬/甘草	氨基酸
白屈菜酸（chelidonic acid）	麦冬/天冬	有机酸
酪氨酸（tyrosine）	麦冬/天冬/甘草	氨基酸

2. 关键药效成分靶点库的构建

通过中药系统药理学平台（TCMSP, http：//tcmspw. com/tcmsp. php）和毒性与基因比较数据库（CTD, https：//ctdbase. org/）检索靶点，使用 SwissTargetPrediction（STPD, http：//www. swisstargetprediction. ch/）数据库预测靶点，得到关键药效成分对应的靶点。通过 Cytoscape 3. 7. 0 软件建立成分和对应靶点的可视化网络。

3. 疾病关联靶点库的构建

以"Oral ulcer"或"Mouth ulcer"为关键词，在人类孟德尔遗传数据库（OMIM, https：//omim. org/）、人类疾病数据库（MalaCards, https：//www. malacards. org/）、基因疾病关联数据库（DisGeNET, http：//www. disgenet. org/）和 Integrity 数据库（https：// integrity. thomson-pharma. com/integrity/xmLxsl/）中检索疾病靶点。然后，将各数据库结果整合去重后得到口腔溃疡疾病靶点库。

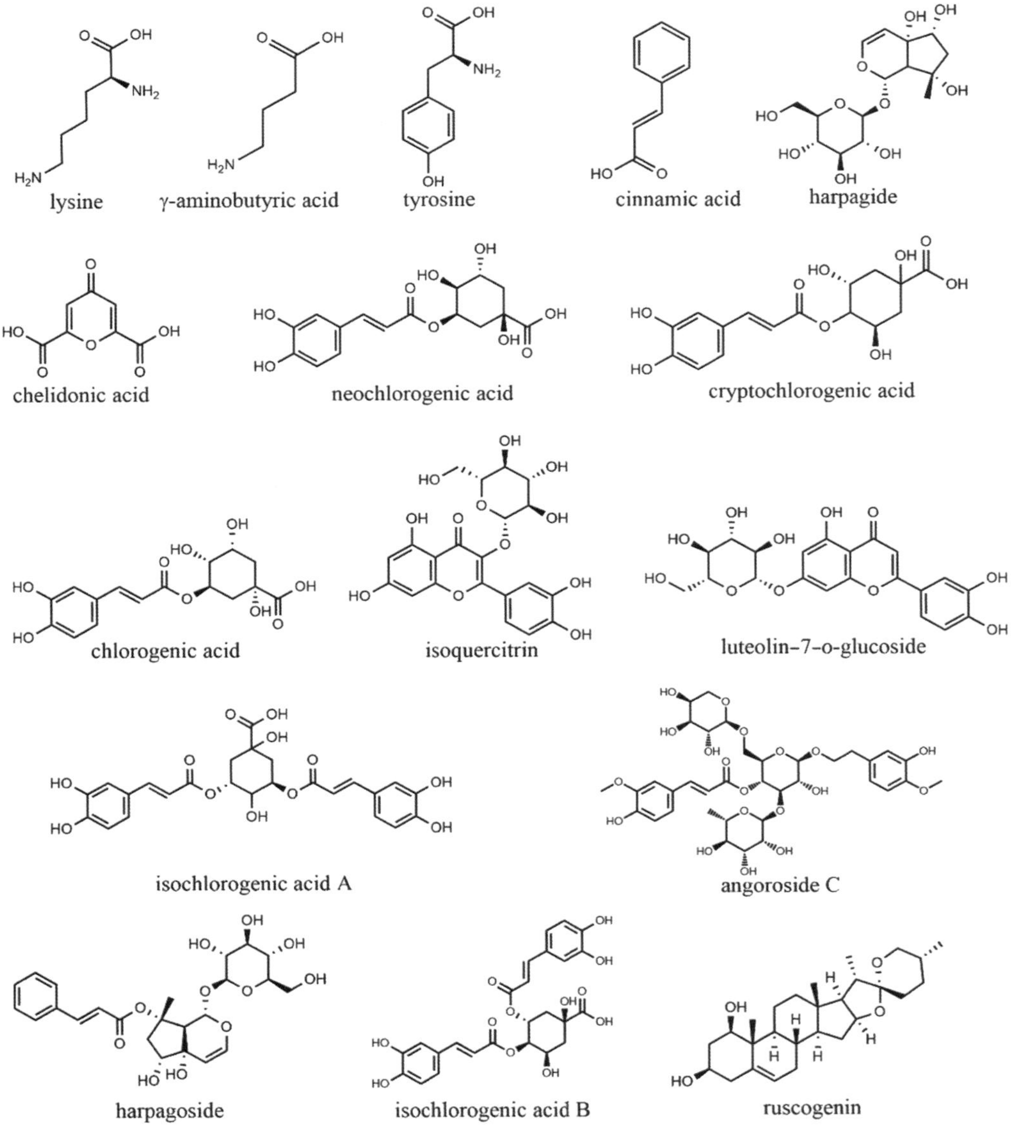

图2-1　口炎清颗粒关键活性成分结构

（二）分析步骤

1. 蛋白质间相互作用分析

为了寻找成分靶点和疾病靶点之间的相互联系，进而发现与成分直接和间接作用靶点间的相互关系，对所有成分靶点和疾病靶点进行了蛋白质-蛋白质相互作用（PPI）研究。在 STRING（https://string-db. org/）中导入活性成分靶点和口腔溃疡相关靶点，种属选择为"Homo spaiens"，然后提交分析，"minimum required interaction score"设置为 0.4，获得关键药效成分靶点和口腔溃疡疾病相关靶点的相互作用网络，并导出 TSV 格式文件结果。将导出的结果使用 Cytoscape 3.7.0 软件构建可视化网络，并分析网络的拓扑特征。

2. 核心靶点的筛选

将成分靶点映射到疾病靶点网络，得到与成分和疾病共同相关的靶点。筛选出与成分疾病共同相关的靶点以及与共同靶点直接相连的靶点，再使用 STRING 数据库进行 PPI 分析，利用 Cytoscape 3.7.0 软件进行可视化，并分析网络的拓扑特征。在网络的拓扑分析中，将网络结点的度（degree）大于 2 倍中位值，中介中心度（betweenness centrality）和接近中心度（closeness centrality）大于中位值的节点作为核心靶点[191-192]。

3. 成分-核心靶点网络构建与分析

将核心靶点导入 STRING 数据库进行 PPI 分析，然后导出 TSV 格式文件结果，把该结果和关键药效成分信息导入 Cytoscape 3.7.0 软件，利用其可视化功能构建活性成分-核心靶点网络，并分析网络的拓扑特征。

4. GO 和 KEGG 通路分析

为了推测核心靶点可能参与的生物功能和信号通路，利用 DAVID（https：//david. ncifcrf. gov/，Version 6.8）数据库对核心靶点进行 GO 注释分析，包括生物过程（biological process）、细胞组分（cell component）、分子功能（molecular function）。同时，对核心靶点进行京都基因和基因组数据库（Kyoto Encyclopediao of Genes and Genomes，KEGG）通路富集分析。并根据 P 值取 GO 分析前 10 的条目和信号通路前 15 的条目进行可视化。同时，使用 Cytoscape 3.7.0 软件构建成分-靶点-通路网络图。

5. 分子对接研究

从 Pubchem（https：//pubchem. ncbi. nlm. nih. gov/）中下载 16 个活性成分的 SDF 文件，导入软件 Discovery Studio 2016 中，经 Prepare Ligand 处理，对小分子的构象进行能量优化处理、加氢，产生异构体。16 个化合物处理后产生了 41 种用于对接的异构体配体分子。从 RCSD 蛋白质数据库（https：//www. rcsb. org/）下载 PTGS2、MMP9、TNF、TP53、ALB、IL6、CASP3、BCL2、JUN 和 EGF 的 PDB 蛋白文件。首先删除 PDB 结构中的水分子和原配体分子，利用 Clean Protein 功能，补全不完整残基、删除多余蛋白质构象、加氢和分配相关电荷等得到用于对接的 PDB 文件。原配体分子在蛋白结构中所处的位置设为对接的活性口袋。对接参数设置好后，将晶体结构中原配体分子重新对接至预先定义好的活性口袋,同时计算对接后的配体分子构象与晶体结构中的初始构象之间的均方根差值(root-mean-square deviation, RMSD),验证分子对接的可靠性。将口炎清颗粒的药效成分和每个靶蛋白的原配体均对接到它们相应的蛋白质受体中。通过比较活性成分和原配体的对接打分(Lib-DockScore)结果评估成分和靶点的相互作用强度。

【研究结果】

(一)活性成分－靶点网络构建

对 16 个关键活性成分进行靶点搜集和预测,整合去重后,得到 274 个成分靶点。使用 Cytoscape 软件对结果进行可视化,构建关键活性成分－靶点网络(图 2-2),网络中共有 290 个节点,458 条边。度值排名前 3 的成分是肉桂酸(cinnamic acid)、酪氨酸(tyrosine)、异槲皮苷(isoquercitrin),度值分别为 63、56、50。靶点度值排名前 10 的靶点是 TDP1、PTGS2、AKR1B10、AKR1B1、MMP9、AKR1A1、AKR1B15、AKR1E2、MMP1 和 AKR1B15。

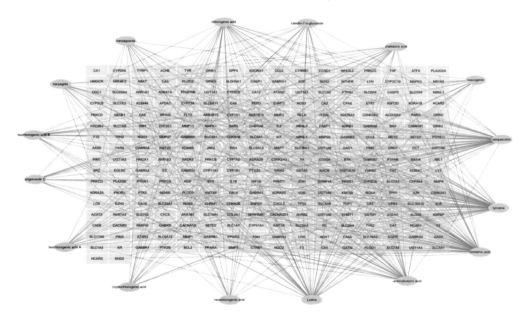

图 2-2　活性成分－靶点网络

(二)活性成分－核心靶点网络构建与分析

对各数据库整合去重后得到口腔溃疡相关的疾病靶点 97 个,将成分靶点映射到疾病靶点网络,得到与成分和疾病共同相关的靶点 12 个,将与成分疾病共同相关的靶点以及和共同靶点直接相连的靶点进行 PPI 分析，然后利用 Cytoscape 软件建立可视化网络，并分析网络的拓扑特征。在网络的拓扑分析中，将网络结点的度大于 2 倍中位值，同时中介中心度和接近中心度大于中位值的节点作为核心靶点，共 47 个。利用 Cytoscape 软件建立活性成分 – 核心靶点网络，见图 2 – 3，共 63 个节点、970 条边。在本章研究中，通过计算度和中介中心度评价网络中节点的重要性。度代表了连接至该结点边的数量。中介中心度反映了一个节点作为桥梁连接两个其他节点之间最短路径的次数。因此，一些具有较高的度值或较高的中介中心度值的靶点被认为是发挥关键作用的靶点。如图 2 – 4 所示，靶点的度和中介中心度的趋势高度相关。中介中心度线的峰值代表了那些在度值相对较低的情况下仍然拥有高中介中心度值的节点，如 MMP2、RELA、NOS3 和 NOS2，这些节点连接了某些有关键作用的靶点，也是相对重要的靶点。在 47 个核心靶点中，度值排前 10 的靶点为 PTGS2、MMP9、TNF、TP53、ALB、IL – 6、CASP3、BCL – 2、JUN 和 EGF。在口炎清颗粒成分中，绿原酸（Degree = 15）、异槲皮苷（Degree = 9）、肉桂酸（Degree = 8）和异绿原酸 B（Degree = 6）度值较高。

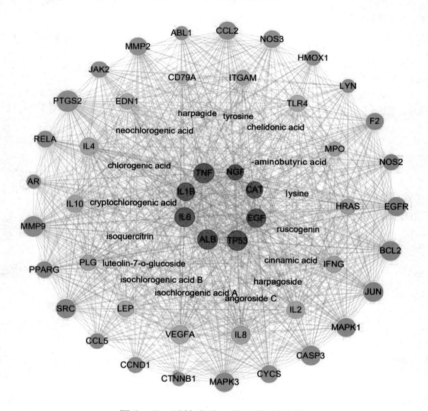

图 2 – 3 活性成分 – 核心靶点网络
注：绿色圆代表药效成分作用的靶点，蓝色圆代表疾病相关的靶点，红色圆代表
与药效成分和疾病共同相关靶点，节点的大小代表了节点的度值。

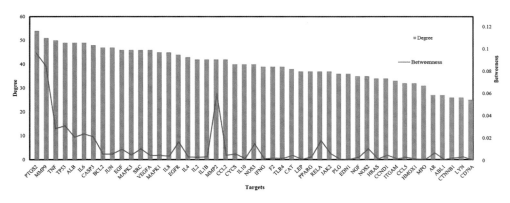

图 2-4 核心靶点的度和中介中心度

（三）GO 分析与 KEGG 通路分析

对 47 个核心靶点进行 GO 富集分析，根据 P 值列出排在前 10 的生物过程、细胞组分和分子功能。如图 2-5 所示，口炎清颗粒可能在细胞外区、小凹和细胞质核周围等细胞组分中通过酶结合、血红素结合和受体结合等分子功能调节药物反应、脂多糖调节信号通路和细胞凋亡等生物过程，进而发挥治疗作用。对核心靶点进行 KEGG 通路富集分析，根据 P 值列出排在前 15 的通路。从 CTD 数据库检索到 HIF-1 信号通路和 TNF 信号通路与口腔溃疡疾病相关。HIF-1 信号通路和 TNF 信号通路可能是口炎清颗粒发挥药效而参与调控的关键通路。由图 2-6 可以看出，这些关键成分均有涉及这两条通路的相关靶点。免疫功能的失调在口腔溃疡的发病过程中起着至关重要的作用。据此进一步探讨了口炎清颗粒对免疫功能的影响。通路富集结果表明，多条与免疫调控相关的通路被显著富集，见表 2-2。

表 2-2 免疫调控相关通路

通路名称	$\log_{10} P$	靶点
T cell receptor signaling pathway	-7.92	HRAS，JUN，RELA，IFNG，IL10，IL2，IL4，MAPK1，MAPK3，TNF
Toll-like receptor signaling pathway	-7.72	CCL5，CXCL8，JUN，RELA，IL1B，IL6，MAPK1，MAPK3，TLR4，TNF
NF-kappa B signaling pathway	-5.92	BCL2，CXCL8，LYN，RELA，IL1B，PTGS2，TLR4，TNF
B cell receptor signaling pathway	-5.31	CD79A，HRAS，JUN，LYN，RELA，MAPK1，MAPK3
Jak-STAT signaling pathway	-4.43	JAK2，CCND1，IFNG，IL10，IL2，IL4，IL6，LEP

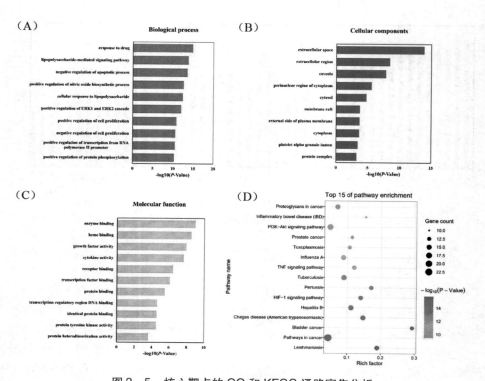

图 2-5　核心靶点的 GO 和 KEGG 通路富集分析

注:(A)生物过程;(B)细胞组分;(C)分子功能;(D)KEGG 通路富集分析。

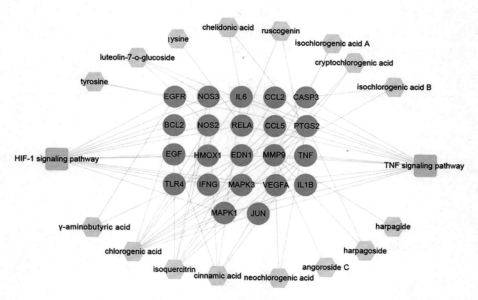

图 2-6　成分-靶点-通路网络

（四）分子对接研究结果

选择 HIF-1 信号通路和 TNF 信号通路中具有蛋白原配体抑制剂的靶点进行分子对接。对接结果见表 2-3，可以发现不同的组分对所选择的目标蛋白表现出不同的结合活性。从图 2-7 可以看出，异绿原酸 B 和异绿原酸 A、异槲皮苷和哈巴俄苷与 HMOX1、NOS2、EGFR 和 NOS3 有较强的相互作用；与 MMP9、MAPK3、MAPK1、CASP3、TNF 和 BCL2 有中等强度的相互作用；与 PTGS2 不能对接成功。哈巴苷、绿原酸、木犀草苷、新绿原酸、隐绿原酸和异槲皮苷与 HMOX1、NOS2、EGFR、NOS3、PTGS2 和 MMP9 有中等强度的相互作用。酪氨酸、赖氨酸、白屈菜酸、γ-氨基丁酸和肉桂酸几乎与各靶点都仅有微弱的作用或无相互作用。根据对接结果，安格洛苷与 NOS2、MAPK3、CASP3、TNF 和 BCL2 具有较强的结合活性。HIF-1 信号通路中的 BCL2、EGFR、HMOX1、MAPK1、MAPK3、NOS2、NOS3 以及 TNF 信号通路中的 PTGS2、CASP3、TNF、MMP9、MAPK1 和 MAPK3 等靶点都至少与一个药效成分具有较强的相互作用。

对 LibDockScore 分值高于原配体的对接结果进行了相互作用分析。如图 2-8 所示，异绿原酸 B 与 MMP9 蛋白的 LEU134、HIS190 和 PRO180 氨基酸残基形成 3 个氢键相互作用，与氨基酸残基 PRO193、VAL101 和 PRO102 形成 3 个 π-烷基相互作用，与氨基酸残基 PHE110 形成 π-π 键相互作用。其中，TYR179、VAL101 和 PHE110 是 MMP9 的活性氨基酸残基[193]。异绿原酸 B 可能是通过这 3 个活性位点作用于 MMP9 靶点。

隐绿原酸与 PTGS2 蛋白的 SER530 和 MET522 氨基酸残基形成两个氢键相互作用。以往研究报道，SER530 是具有时间依赖性的抑制 PTGS2 的一个重要活性位点[194-195]。有文献报道，PTGS2 的抑制剂的羧基和 SER530 的羟基形成氢键作用[194]。对接结果有助于进一步揭示隐绿原酸的抗炎作用机制。此外，其中的 π-烷基和 π-正离子的相互作用，也增强了隐绿原酸与 PTGS2 的相互作用。

异绿原酸 A 与 HOMX1 蛋白的 GLY143、ASP140 和 ARG136 氨基酸残基形成了 3 个氢键相互作用，与 PHE214 残基存在 π-π 键相互作用，与 LEU54 残基形成 π-烷基相互作用。ARG136 氨基酸残基还与异绿原酸 A 配体形成电荷吸引相互作用。已有研究表明，ASP140 氨基酸残基是人和大鼠的血红素加氧酶（HOMX1）活性的关键位点[196-198]。

异槲皮苷与 EGFR 蛋白对接得分最高，表明两者间有很强的相互作用。异槲皮苷与 GLN791、CYS775、MET793 和 ASN842 氨基酸残基的侧链形成 4 个氢键相互作用，与 CYS775、MET790、ALA743、VAL726、LEU844 和 LEU718 氨基酸残基形成 6 个 π-烷基相互作用，还与 PHE856 氨基酸残基形成 π-sigma 相互作用。

表 2 - 3　分子对接得分结果

ligands	PTGS2 (5IKQ)	MMP9 (5UE4)	TNF (4TWT)	CASP3 (2Y0B)	BCL2 (6GL8)	MAPK3 (4QTB)	MAPK1 (4QTA)	EGFR (5UG9)	NOS3 (4D1P)	NOS2 (3E7G)	HMOX1 (3CZY)
original ligand	89.68	136.43	158.89	176.05	164.01	172.21	185.41	138.84	148.93	125.36	82.41
lysine	71.92	73.98	64.18	80.11	71.95	72.25	69.96	61.36	72.27	77.83	57.70
γ-aminobutyric acid	53.43	54.01	42.36	61.19	55.91	—	51.81	47.33	54.68	63.86	44.09
chelidonic acid	73.58	82.20	33.03	75.73	70.34	86.68	83.56	65.17	74.75	87.89	62.13
tyrosine	78.73	88.43	—	—	69.42	—	84.91	69.82	75.77	87.98	70.19
harpagide	127.39	124.11	114.22	111.09	95.21	—	126.96	112.71	119.77	124.86	107.65
neochlorogenic acid	118.17	132.58	111.55	109.62	104.74	125.55	125.89	118.26	124.36	135.34	106.39
chlorogenic acid	131.25	141.17	109.64	113.90	100.25	—	124.33	117.02	139.20	148.76	111.65
cryptochlorogenic acid	120.29	137.36	109.01	118.26	96.24	122.97	129.26	113.86	130.40	134.27	110.88
isoquercitrin	—	148.26	119.23	130.66	95.61	130.51	162.70	143.49	162.28	159.20	128.68
luteolin - 7 - o-glucoside	102.55	147.49	122.00	118.93	91.57	128.83	150.59	136.51	153.33	180.19	119.78
isochlorogenic acid B	—	166.05	143.93	133.61	101.67	139.71	172.76	143.42	164.68	165.29	140.51
isochlorogenic acid A	—	164.47	122.31	131.63	107.63	157.24	163.08	142.89	176.81	182.73	146.89
angoroside C	—	—	147.84	156.87	141.72	176.62	—	140.13	174.50	186.53	—
harpagoside	—	144.05	145.59	145.17	120.13	153.59	144.14	133.17	151.07	157.51	127.77
cinnamic acid	67.35	76.76	82.32	51.94	56.73	—	71.66	58.90	77.90	74.68	57.06
ruscogenin	—	106.38	87.79	87.02	103.46	—	120.37	116.92	142.33	123.97	97.36

注：“—”表示成分与靶蛋白不能对接成功，无得分结果。

安格洛苷与 NOS2 蛋白通过 ILE201、GLY202、ARG199、TYR491 和 GLY371 残基形成 5 个氢键相互作用，与 MET434 残基形成 π‑硫键相互作用。此外，还存在 π‑烷基和碳‑氢键等其他相互作用，也是安格洛苷与 NOS2 亲和力强的原因。

异绿原酸 A 通过 ALA227、SER354、GLY186、MET358、ARG183、GLU361 残基与 NOS3 蛋白形成 6 个氢键相互作用，还形成了与 PHE353、TRP178 和 TRP447 残基的 π‑π 键叠加相互作用。

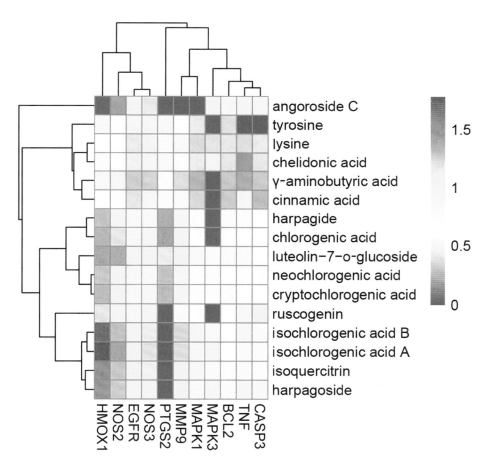

图 2-7 活性成分靶蛋白间相互作用热图

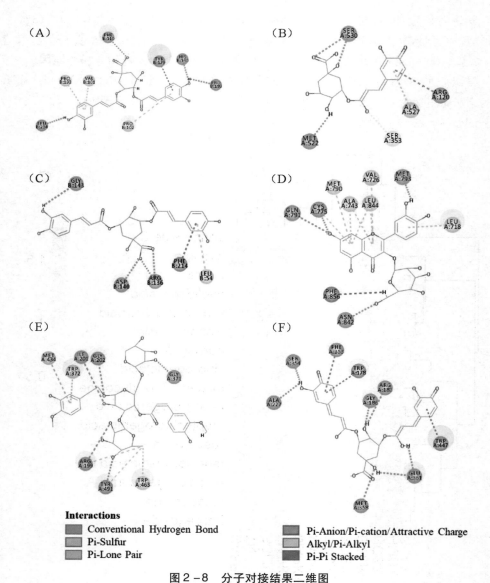

图2-8 分子对接结果二维图

注：（A）异绿原酸 B-MMP9；（B）隐绿原酸 – PTGS2；（C）异绿原酸 A-HMOX1；
（D）异槲皮苷 – EGFR；（E）安格洛苷 – NOS2；（F）异绿原酸 A-NOS3。

（五）本章小结

口腔溃疡是由多种因素引起的复杂炎症性疾病，严重影响患者的生活质量。口腔溃疡的病因目前尚不完全清楚，可能与遗传、免疫、微生物、系统疾病、激素、维生素及微量元素的缺乏、心理因素等有关[199]。许多研究证实，免疫调控在 ROU

的发病中起着至关重要的作用[68]。对于原因不明或与自身免疫性疾病有关的口腔溃疡，目前尚无特异性治疗方法。本章基于网络药理学方法研究口炎清颗粒作用口腔溃疡的作用靶点和可能机制。研究结果表明，口炎清颗粒治疗口腔溃疡的机制包括以下三个方面：抑制炎症、免疫调节和抗氧化应激。而这些功能的实现有赖于复杂的多通路网络，尤其是 TNF 信号通路和 HIF - 1 信号通路可能是口炎清颗粒作用的关键通路。

本章预测口炎清颗粒治疗口腔溃疡涉及前列腺素过氧化物合酶 2（PTGS2）、基质金属蛋白酶 9（MMP - 9）和肿瘤坏死因子 - α（TNF-α）等 47 个核心靶点。PTGS2 又称为环氧合酶 - 2（COX - 2），它与口腔扁平苔藓密切相关[200]。MMP - 9 与复发性口腔溃疡有显著的相关性[201]，此外罗非昔布[202]和多西环素[203]分别作为 COX - 2 和 MMP - 9 的抑制剂，已用于口腔溃疡的治疗。炎症因子 TNF-α 的过量产生与复发性口腔溃疡发生的风险增加有关[204]。COX - 2、MMP9 和 TNF-α 是度值排名前三的靶点，提示其可能是口炎清颗粒治疗口腔溃疡的重要靶点。

口腔溃疡的典型症状是口腔炎症。因此，对口炎清颗粒的抗炎作用机制进行了研究。在前 15 条通路中，有多条通路与炎症相关，排在最前的是 TNF 信号通路。参与 TNF 信号通路的靶点有 13 个，包括 RELA、EDN1、IL - 6、MAPK1、MAPK3、CCL2、CCL5、JUN、CASP3、IL - 1B、MMP - 9、PTGS - 2 和 TNF。TNF-α、IL - 6 和 IL - 1β 的过量产生与 ROU 发病风险增加有关[61,204-205]。许多研究表明，基质金属蛋白酶参与了口腔黏膜的病变[201,203,206]。因此，抗炎作用是口炎清颗粒治疗口腔溃疡的关键原因。

47 个核心靶点中，BCL2、EGFR、EGF、HMOX1、IFNG、NOS2、NOS3、TLR4、VEGFA、RELA、EDN1、IL - 6、MAPK1、MAPK3 等 14 个靶点参与了 HIF - 1 信号通路，对免疫系统具有重要的调控作用。NOS2 和 NOS3 是 NOS 的两种亚型，能持续合成 NO，并影响适应性免疫反应[207]。NO 调节许多免疫和炎性细胞的重要免疫病理有关反应[208]。有文献报道，ROU 的发病机制与血清 NO 水平升高有关[209]。NOS2 和 NOS3 在 HIF - 1 信号转导通路中具有抗炎和免疫保护功能。MAPK1 和 MAPK3 是丝裂原激活蛋白激酶的两个亚型，在 MAPK 级联中具有重要意义，并参与调节多种生物功能。免疫反应伴随着炎症因子的释放是 MAPKs 调控的关键功能之一[210]。口炎清颗粒作用的核心靶点涉及包括 T 细胞受体信号通路和 Toll 样受体信号通路等与免疫调控相关的通路。其中，T 细胞受体信号通路激活被认为是引起 ROU 患者 Th1 免疫反应异常的原因[211]。口炎清对口腔溃疡的治疗依赖其免疫调节作用。Toll 样受体是一组可识别来自细菌、病毒、真菌或宿主组织的膜蛋白，参与调控上皮屏障的完整性，Toll 样受体的功能障碍被认为是 ROU 发病机制的关键因素[212]。

氧化应激是口腔溃疡发病的相关因素，也是上火的表现特征。在排名前 15 的通路中，PI3K-Akt 信号通路是调节细胞生长、增殖和细胞周期等基本细胞功能的通路[213]。已有研究表明，它在抑制氧化应激诱导的细胞凋亡中起着重要作用[214]。此外，HIF-1信号通路参与了细胞对缺氧的反应，并受到TNF-α、活性氧（ROS）和一氧化氮的调控[215]。口炎清颗粒的抗氧化应激作用也是其发挥药效的机制之一。

此外，还采用分子虚拟对接预测口炎清颗粒药效成分与调控通路中关键靶点之间的相互作用。分子对接结果表明，不同药效成分与所预测通路中的靶点表现出不同的相互作用，说明口炎清颗粒中的活性成分群以协同作用的方式来治疗口腔溃疡。例如，异绿原酸B可以通过活性位点残基TYR179、VAL101和PHE110与MMP-9结合，隐绿原酸与PTGS2的活性位点残基SER530存在相互作用，异绿原酸A与血红素氧化酶的活性位点残基ASP140存在相互作用。药效成分与靶点之间的强相互作用是其产生活性的基础。通常情况下，中药复方往往是通过多种途径以整体的方式对复杂疾病发挥治疗作用。分子对接研究有助于进一步了解口炎清颗粒中多成分在口腔溃疡治疗中的整体作用。

综上所述，口炎清颗粒具有多成分、多靶点的特点，在治疗口腔溃疡这一复杂疾病时具有优势。口炎清颗粒基于COX-2、MMP-9和TNF-α等47个关键靶点，通过抑制炎症、调节免疫反应、抑制氧化应激发挥对口腔溃疡的治疗作用。特别是TNF信号通路和HIF-1信号通路可能在口炎清颗粒对口腔溃疡的治疗中发挥了关键作用。

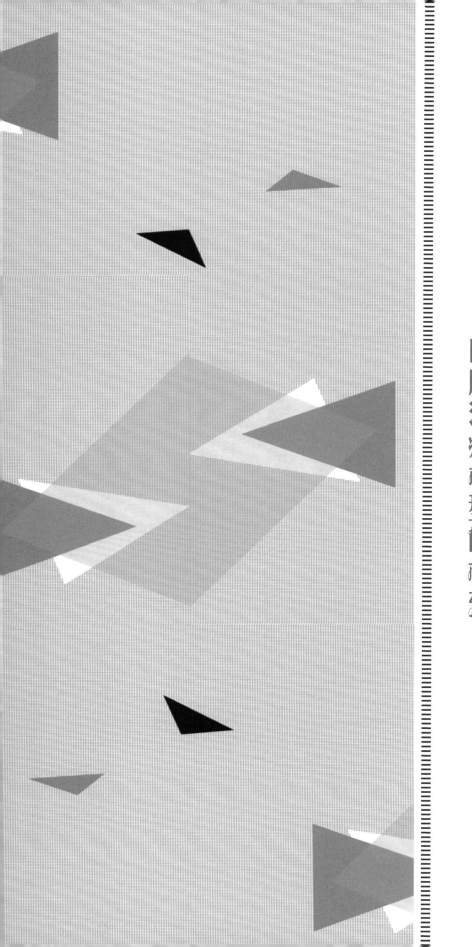

第三章　基于急性睡眠剥夺的阴虚火旺型口腔溃疡模型的构建

口炎清颗粒在临床上广泛用于治疗阴虚火旺型口腔溃疡，疗效显著。但口炎清颗粒的作用特点及作用机制尚不明确。由于缺乏贴近临床的病证结合模型，目前口炎清颗粒药效机制研究受限。现有报道的阴虚火旺型口腔溃疡模型是通过皮下注射三碘甲状腺原氨酸联合苯酚灼伤法建立[48-49]；该方法的症候造模思路仅是模拟阴虚的部分临床症状，在病因上与临床有较大出入，所检测的生化指标较少且与阴虚火旺的现代研究及口腔溃疡的复杂病因关联不足。中医认为睡眠不足（熬夜）会引起虚火上炎，是导致阴虚火旺的临床病因之一。随着社会生活节奏的加快，熬夜、失眠的情况越来越普遍，睡眠不足日益成为现代社会的一个特征。睡眠剥夺会对记忆和认知能力、激素分泌、能量代谢和免疫功能等产生损害，增加心脑血管疾病[117]、糖尿病[118]、消化道疾病[120]以及神经退行性疾病[116]等慢性系统性疾病的风险。睡眠问题还会影响口腔健康，增加牙龈炎和牙周炎的风险[123]。睡眠剥夺对内分泌系统、免疫炎症、能量代谢等的影响也与阴虚火旺的现代医学研究具有相当程度的一致性。可见，睡眠剥夺是导致阴虚火旺，诱发口腔炎症反应，加重口腔溃疡的潜在因素。所以，可尝试通过模拟临床病因熬夜对口腔溃疡动物进行睡眠剥夺以建立阴虚火旺型口腔溃疡模型。

本章将睡眠剥夺与口腔溃疡造模相结合，一方面，探讨睡眠剥夺是否会诱导口腔炎症反应和加重口腔溃疡；另一方面，观察口腔溃疡动物遭受睡眠剥夺后是否伴有阴虚火旺症候。睡眠剥夺可能在以下两方面增加患口腔炎症疾病风险：首先，遭受睡眠剥夺后，机体可能承受更多的压力、抑郁、焦虑和疲劳，从而增加患口腔疾病的风险；其次，睡眠剥夺引起的神经内分泌免疫系统和氧化应激可能会加重口腔炎症疾病。因此，本章从病证结合的角度出发，通过苯酚灼伤法制造大鼠口腔溃疡，然后采用多平台水环境法对大鼠进行睡眠剥夺，观察大鼠的状态、体质量、体温和摄食量，并测定神经内分泌免疫系统等相关生化指标，研究睡眠剥夺对口腔溃疡的影响，以期建立阴虚火旺型口腔溃疡模型，为口炎清颗粒的作用机制研究提供动物模型。

【实验材料】

（一）仪器

自制睡眠剥夺装置（110 cm ×70 cm ×30 cm）；台式高速离心机（Eppendorf，5430R）；多孔超微量核酸蛋白分析仪（美国 Biotek 公司，Epoch）；十万分之一分析天平（德国 Acculab 公司，ALC –210 –4）；1200SL HPLC –6410 Triple Quad 液相色谱 – 质谱联用仪（美国 Agilent 公司）；色谱柱 ACE3C$_{18}$ – PFP（150 mm ×4.6 mm，3 μm）；恒温孵育箱（日本 Yamato 公司，IC612C）；涡旋仪涡旋混匀仪（美国SI 公司，SI –0246）；–80 ℃冰箱（海尔 BCD –568W）；麻醉机（美国马特 MA-TRX 公司，VMR 型）；全自动生化分析仪（日本株式会社日立高新，技术日立

7020）；红外体温计（好护士医疗器械，KF-HW－001）；匀浆机（德国 IKA，T10 basic）；全自动脱水机（LEICA，ASP300S 型）；生物组织包埋机（LEICA，EG1150 型）；轮转切片机（LEICA，RM2235 型）；摊片机（LEICA，HI1210 型）；烘片机（LEICA，HI1220 型）；自动染色机（AutoStainer-XL 型）；生物显微镜（OLYMPUS，BX43 型）；显微图像软件（OLYMPUS CellSens Dimension）。

（二）实验动物

SPF 级 SD 雄性大鼠，体质量 250～300 g，购自广东省医学实验动物中心（No. 44007200050822）。实验动物适应新环境 1 周后开始实验，实验环境温度为 25 ℃，12 h 昼夜自然交替，饲养期间摄食饮水自由。动物实验经中山大学实验动物伦理委员会审核通过（批准编号：SYSU-IACUC－2019－000181），严格遵守动物福利伦理要求。

（三）试剂与材料

本章实验所用的主要试剂与材料见表 3－1。

表 3－1　试剂与材料

试剂	品牌	货号/批号
SOD 测定试剂盒	南京建成生物工程研究所	A001－3
MDA 测试盒	南京建成生物工程研究所	A003－1
乙腈	Fisher	F21LB8201
甲醇	Fisher	203901
苯酚	广州化学试剂厂	20180122
异氟烷	河北一品制药股份有限公司	C002170901
皮质酮	Calbiochem	2750129
生理盐水	江西科伦药业有限公司	D16112404－2
4% 多聚甲醛	北京兰杰柯科技有限公司	BL539A
ACTH 试剂盒	南京建成生物工程研究所	20180608
T3 试剂盒	南京建成生物工程研究所	20180713
5－羟色胺	中国食品药品检定研究院	111656－200401
γ－氨基丁酸	Sigma	101688224
盐酸异丙肾上腺素	Sigma	I5627－5G
IgM 试剂盒	上海科华生物工程股份有限公司	20180312
IgG 试剂盒	上海科华生物工程股份有限公司	20171112
补体 C3 试剂盒	上海科华生物工程股份有限公司	20171112

续上表

试剂	品牌	货号/批号
IL-1β 试剂盒	南京建成生物工程研究所	20180711
TNF-α 试剂盒	南京建成生物工程研究所	20180701
IL-6 试剂盒	南京建成生物工程研究所	20180711
IL-8 试剂盒	南京建成生物工程研究所	20180813
MCP-1 试剂盒	南京建成生物工程研究所	20180502
8-OHdG 试剂盒	南京建成生物工程研究所	20180730
石蜡	广东大川特种蜡有限公司	20171202
环保透明剂	武汉宏兹生物技术有限公司	20180404
无水乙醇	广东光华科技股份有限公司	20171205
95% 乙醇	广东光华科技股份有限公司	20171205

【实验方法】

（一）造模

大鼠经异氟烷麻醉后，暴露左右两侧颊囊；接着将一小棉球置于自制的一根长 6 cm，下端内径约 4 mm 的塑料管，并使棉球底部与塑料管下口平齐；然后滴加 95% 苯酚直至刚好浸透棉球；最后将塑料管的棉球端平放在大鼠两侧颊黏膜上，分别灼烧 40 s，即见直径约 4 mm 的白色损伤，48 h 后观察。第 3 天开始，采用改良多平台水环境法进行连续 3 天的急性睡眠剥夺[167]：制作一个大小为 110 cm×70 cm ×30 cm 鼠箱，内置 15 个直径 6.3 cm、高 8 cm 的平台，平台之间间隔 15 cm，在平台周边注满水，水温保持在 22 ℃ 左右，水面距平台面约 1 cm，大鼠可自行在不同平台上活动。当大鼠进入睡眠时，由于全身肌肉张力降低，节律性地垂头触水而醒来，持续睡眠剥夺 3 天。实验室温度控制在 22～24 ℃。实验前将各组大鼠放在同一笼中饲养 1 周，睡眠剥夺前 3 天将大鼠放在平台上适应，每天适应 1 h，每天更换睡眠剥夺装置中的水。

（二）实验设计及分组

SD 大鼠在实验环境饲养 1 周，随机分成正常（normal control）组和口腔溃疡（oral ulcer，OU）组。正常组共有 30 只大鼠，采用正常笼养，自然昼夜光照，喂基础饲料。OU 组共有 50 只大鼠，第 1 天使用苯酚灼伤的方法进行口腔溃疡造模，采用正常笼养，自然昼夜光照，喂基础饲料。在第 3 天动物出现口腔溃疡后，随机选取 10 只动物处死取样，再将 OU 组剩余的 40 只动物随机分成两个亚组：口腔溃疡自然恢复组（oral ulcer only，OUO，20 只）和口腔溃疡加睡眠剥夺组（oral ulcer + sleep deprivation，OUS，20 只）。OUO 组采取正常饲养，继续自然恢复 6 天；OUS 组从第 3 天开始进行睡眠剥夺，持续睡眠剥夺 3 天，睡眠剥夺结束后采用正常笼养，自然昼夜光照，喂基础饲料，继续饲养观察 3 天。动物实验设计流程见图 3 – 1。

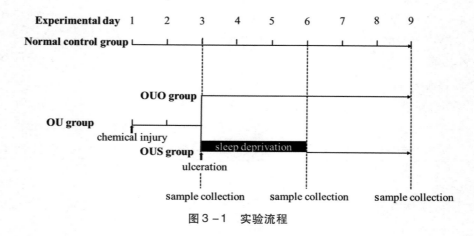

图 3 – 1　实验流程

（三）模型观测及评价

观察记录动物毛色变化、大小便及情绪激惹情况等；在每天上午 9 点称量大鼠体质量；从口腔溃疡造模成功开始（第 3 天），每天上午称量每笼剩余食物量，按公式"平均摄食量 = 总摄食量/每笼大鼠数量"计算每天平均摄食量；于每天上午 9 点用红外体温计测大鼠体温；大鼠每天经异氟烷气体麻醉后，对口腔颊黏膜进行拍照，观察溃疡，记录出现的时间、大小和颜色。

（四）样本收集

在第 3 天从正常组和 OU 组中随机选取 10 只动物，在第 6 天、第 9 天分别从正常组、OUO 组和 OUS 组中每组随机选取 10 只动物，经异氟烷气体麻醉后，腹主动脉取血处死，暴露大鼠左右颊囊，切取两侧颊黏膜组织，用生理盐水洗去血渍，一部分置于 4% 多聚甲醛中，另一部分置于 –80 ℃ 冰箱中冷藏。取出大鼠整个脑组织，血液经离心（5000 r/min，20 min，4 ℃）后，收集分装血清样本，各样本置于 –80 ℃ 冰箱中冷藏。

（五）口腔溃疡面积和愈合率计算

用 Image-Pro Plus 6.0 软件对口腔溃疡面积进行计算。用 Image-Pro Plus 软件（Version 6.0）打开所拍摄的溃疡照片，选择工具栏中 Irregular AOI，描绘溃疡边缘，再右击得到溃疡形状；点击 Multiple AOI，选择 Add，添加标尺，选择工具栏中 Measure，计算得出溃疡面积。愈合率计算公式为：愈合率 ＝ $[(A_3 - A_t)/A_3] \times$ 100%，A_3 代表第 3 天口腔溃疡刚形成时的初始面积，A_t 代表第 4 天到第 9 天溃疡的面积。

（六）口腔黏膜组织切片病理学检查

将不同时间点的口腔黏膜组织样本随机选取 3 份，经无菌生理盐水冲洗后，置于 4% 多聚甲醛固定，然后修块、流水冲洗、脱水、透明、浸蜡，石蜡包埋后，进行石蜡切片，HE 染色，封片。显微镜观察口腔黏膜组织结构及细胞形态。

（七）血清生化指标检测

采用酶联免疫吸附试验检测血清中肿瘤坏死因子 – α（TNF-α）、白细胞介素（IL）– 1β、白细胞介素 – 6（IL – 6）、白细胞介素 – 8（IL – 8）、单核细胞趋化蛋白 – 1（MCP – 1）、促肾上腺皮质激素（ACTH）、免疫球蛋白 M（IgM）和 8 – 羟基脱氧鸟苷（8 – OHdG），实验操作严格按照各指标酶联免疫吸附分子检测（ELISA）试剂盒操作说明书进行。采用全自动生化分析仪检测血清中免疫球蛋白 M（IgM）、免疫球蛋白 G（IgG）和补体 C3。

（八）口腔黏膜组织炎症和氧化应激指标检测

将口腔黏膜组织经 4 ℃生理盐水漂洗，用滤纸拭干后称重，制备 10% 的组织匀浆，用离心机离心（5000 r/min，15 min，4 ℃），取上清液。采用 ELISA 法检测大鼠口腔黏膜组织 IL – 1β 和 TNF-α 水平，使用超氧化物歧化酶（SOD）测定试剂盒（WST – 1）检测 SOD 活性，采用丙二醛（MDA）测试盒（TBA）检测 MDA 水平。各项实验操作严格按照各指标检测试剂盒使用说明书进行。

（九）神经递质和皮质酮检测

采用高效液相色谱 – 质谱联用仪（Agilent 1200SL HPLC – 6410 TripleQuad）进行检测。色谱柱选用 ACE3C_{18}-PFP（150 mm × 4.6 mm，3 μm）柱，预柱采用 Welch Analytical Guard Cartridges Ultimate XB-C_{18}（4.6 mm × 10 mm，5 μm）柱，以乙腈为流动相 A，0.1% 甲酸水溶液为流动相 B，流速为 0.6 mL/min，柱温 25 ℃，梯度洗脱条件见表 3 – 2。

表3-2 梯度洗脱条件

时间（min）	流动相 B（%）
0～2	95
2～5	95～10
5～9.5	10
9.5～17	10～95

电喷雾离子源参数：Capillary 为 4000 V，Gas Flow 为 12 L/min，Nebulizer 为 30 psi，Gas Temp 为 325 ℃。采用正离子、多反应监测方式测定样品浓度，离子对参数见表3-3。

表3-3 离子对参数

化合物	离子对	Fragmentor	碰撞能（eV）
γ-氨基丁酸	104.0/45.1	65	22
皮质酮	347.2/121.0	140	24
5-羟色胺	177.0/160.0	60	6

标准溶液配制：精密称取皮质酮（CORT）和5-羟色胺（5-HT）10 mg，精密称取γ-氨基丁酸（GABA）50 mg，分别置于10 mL容量瓶中定容。CORT用甲醇定容，5-HT和GABA用0.2%甲酸溶液-甲醇（8:2）定容至相应刻度，得到标准母液。精密移取CORT和5-HT母液各100 μL，移取GABA 1000 μL置10 mL容量瓶中，用0.2%甲酸溶液-甲醇（8:2）定容，得到混标溶液。

内标工作液配制：精密称定异丙肾上腺素标准品10 mg，置于10 mL棕色容量瓶中，加甲醇溶解后，继续定容至相应刻度，配制成1 mg/mL的内标储备溶液。精密吸取10 μL内标储备液于10 mL棕色容量瓶中，加0.2%甲酸溶液-甲醇（8:2）定容至刻度线，混匀，配制成浓度为1000 ng/mL的内标（IS）工作液。

线性工作液配制：另取10 mL棕色容量瓶中10个，分别加入混标储备液875 μL、750 μL、625 μL、500 μL、375 μL、250 μL、100 μL、50 μL、30 μL、10 μL，用0.2%甲酸溶液-甲醇（8:2）溶液定容至刻度，摇匀，加上原浓度共配制成11个不同浓度的工作曲线溶液。CORT和5-HT的浓度均为10 ng/mL、30 ng/mL、50 ng/mL、100 ng/mL、250 ng/mL、375 ng/mL、500 ng/mL、625 ng/mL、750 ng/mL、875 ng/mL、1000 ng/mL；GABA的浓度为500 ng/mL、1500 ng/mL、2500 ng/mL、5000 ng/mL、12500 ng/mL、18750 ng/mL、25000 ng/mL、31250 ng/mL、37500 ng/mL、43750 ng/mL、50000 ng/mL。

血清样品制备：吸取90 μL血清至1.5 mL离心管中，加入0.2%甲酸溶液-甲醇（8:2）溶液10 μL至离心管中，加入300 μL含内标乙腈溶液沉淀蛋白，涡旋

5 min，离心（13000 r/min，20 min），吸取上清液 100 μL，即得检测用样品。

脑组织样品制备：将大鼠脑组织从 -80 ℃ 冰箱取出，称重，置于 50 mL 离心管中，加入冰冻的 1.89% 甲酸溶液（按 10 mL/g 加入），匀浆，离心（14000 r/min，40 min，4 ℃），取上清液 90 μL 于 1.5 mL 离心管中，加入 0.2% 甲酸溶液 - 甲醇（8：2）溶液 10 μL，再加入 900 μL 含内标乙腈溶液沉淀蛋白，涡旋 5 min，离心（14000 r/min，10 min，4 ℃），取上清液 100 μL，即得检测用样品。

（十）统计学分析

摄食量数据以平均值表示，其他实验数据以均值或均值 ± 标准差（$\bar{x} \pm s$）表示。统计分析采用 GraphPad Prism 8 软件，以 t 检验或单因素方差分析（one-way ANOVA）和 Dunnett 检验进行组间差异比较，$P < 0.05$ 表示有统计学差异。

【实验结果】

（一）口腔溃疡模型评价

如图 3 - 2 所示，在第 3 天，OUO 组和 OUS 组颊黏膜形成了大小相近的溃疡，溃疡表面形成黄白色假膜，溃疡面积分别为 8.31 ± 0.25 mm^2 和 8.40 ± 0.28 mm^2，从第 4 天开始，OUS 组溃疡面积明显大于 OUO 组；从第 5 天开始，OUS 组愈合率低于 OUO 组，说明急性睡眠剥夺减缓了口腔溃疡的愈合，停止睡眠剥夺后，其愈合能力恢复正常。

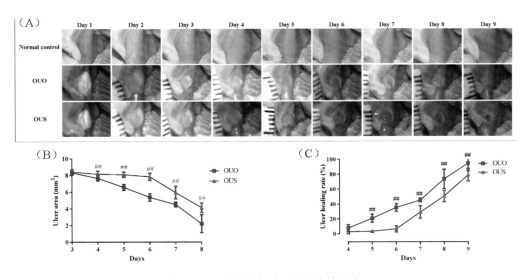

图 3 - 2　睡眠剥夺对口腔溃疡的影响

注：（A）口腔溃疡拍照；（B）口腔溃疡面积变化；（C）口腔溃疡愈合率。$^{##}P < 0.01$。

（二）中医症候评价

阴虚火旺证是指机体阴液亏耗，阴不制阳，导致阳相对亢盛，出现"燥、热、升、动"，机能虚性亢奋的病理状态。阴虚火旺的主要辩证标准为咽干口燥，心烦易怒，烘热升火，形体消瘦，舌质红绛。在第 6 天，与正常组和 OUO 组比较，OUS 组经睡眠剥夺 72 h 后，皮毛干枯无光泽，抓取反应激动。如图 3 - 3 所示，OUS 组在睡眠剥夺期间，平均摄食量比正常组和 OUO 组少，OUO 组的平均摄食量比正常组少；OUS 组在第 5 天到第 7 天体温高于正常组和 OUO 组，说明经睡眠剥夺后，大鼠体温升高；从第 4 天开始到实验结束，OUS 组体质量均低于正常组和 OUO 组，说明睡眠剥夺使动物体质量下降。停止睡眠剥夺后，大鼠体质量增长趋势和体温恢复正常。大鼠遭受急性睡眠剥夺后，皮毛干枯无光泽、抓取反应激动，体温升高和体质量下降，分别反映了心烦易怒、烘升火热和形体消瘦的特征，说明模型动物出现了一定程度的阴虚火旺症候。

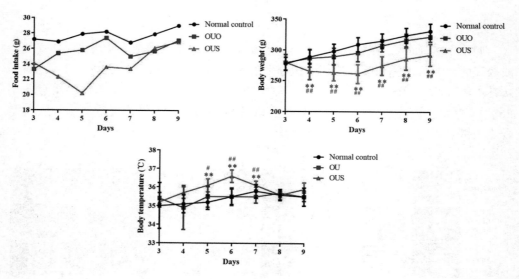

图 3 - 3   睡眠剥夺对摄食量、体质量和体温的影响

注：与正常组比较，$^{**}P < 0.01$；与 OUO 组比较，$^{\#}P < 0.05$，$^{\#\#}P < 0.01$。

（三）口腔黏膜组织病理切片

如图 3 - 4 所示，正常组显示黏膜组织学检查未见异常变化。在第 3 天，OU 组显示局部黏膜上皮缺失，固有层可见肉芽组织，亦可见肌层受累、肌纤维坏死断裂、纤维组织增生伴随炎性细胞浸润。在第 6 天，OUO 组显示局部黏膜上皮缺失，固有层可见肉芽组织，纤维组织增生伴随炎性细胞浸润；OUS 组局部黏膜上皮缺失，固有层可见肉芽组织，亦可见肌层受累、肌纤维坏死断裂、纤维组织增生伴随炎性细胞浸润。第9天，OUO组可见黏膜固有层纤维组织明显增生。OUS组可见局部黏膜上皮肥大、固有层纤维组织增生。

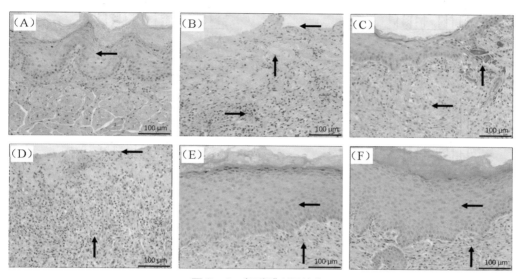

图3-4　颊黏膜HE染色

注：（A）正常组，表现为上皮正常，角质层较薄（←）；（B）OU组第3天，表现为上皮缺失（←），固有层水肿（↑），纤维增生伴炎症浸润（→）；（C）OUO组第6天，表现为上皮再生（←），结缔组织伴随炎症浸润（↑）；（D）OUS组第6天，表现为炎性细胞浸润增加（↑）；（E）OUO组第9天，表现为黏膜完整，角质层薄（←），纤维增生（↑）；（F）OUS组第9天，表现为黏膜完整，角质层薄（←），纤维增生（↑）。

（四）神经递质

如图3-5所示，在第3天，各组血清和脑组织中5-HT、GABA水平无显著性差异，说明苯酚灼伤造模对这两种神经递质无影响。在第6天，OUS组中血清和脑组织中的5-HT、GABA水平均显著高于正常组和OUO组，正常组与OUO组之间则无显著性差异，说明睡眠剥夺3天可引起血清和脑组织中这两种神经递质水平的升高。在第9天，OUS组脑组织中的5-HT水平仍显著高于正常组，各组间血清中5-HT水平无显著性差异；各组间血清和脑组织中GABA水平已经无显著性差异。

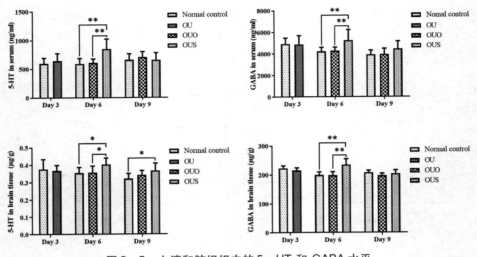

图 3-5　血清和脑组织中的 5-HT 和 GABA 水平

注：$^{*}P < 0.05$，$^{**}P < 0.01$。

（五）内分泌指标

如图 3-6 所示，在第 3 天，OU 组与正常组比较，血清中的 ACTH 水平无明显差异，OU 组中的 CORT 水平有所下降。而在第 6 天，OUS 组血清中的 ACTH 和 CORT 与正常组和 OUO 组比较，显著升高，说明急性睡眠剥夺可导致血清中 ACTH 和 CORT 升高。在第 9 天，各组间血清中 ACTH 和 CORT 水平无显著性差异。各组间三碘甲状腺原氨酸（T3）水平在第 3、第 6、第 9 天均无显著性差异。

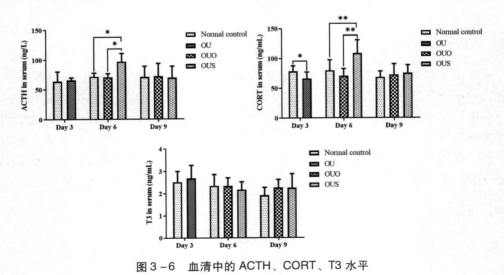

图 3-6　血清中的 ACTH、CORT、T3 水平

注：$^{*}P < 0.05$，$^{**}P < 0.01$。

（六）免疫指标

如图 3-7 所示，在第 3 天，OU 组血清中补体 C3 水平显著高于正常组，说明苯酚灼伤引起了大鼠补体 C3 的变化；OU 组与正常组的 IgM 和 IgG 水平无显著性差异。在第 6 天，OUS 组血清中 IgM 水平显著高于正常组和 OUO 组，说明急性睡眠剥夺可导致大鼠血清中 IgM 水平升高；各组间 C3 和 IgG 水平无显著性差异。在第 9 天，OUS 组血清中 IgM 水平仍显著高于正常组和口腔溃疡组，各组间补体 C3 和 IgG 水平则无显著性差异。

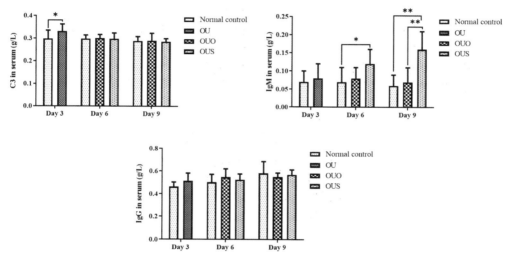

图 3-7　血清中的 C3、IgM、IgG 水平

注：$^{*}P<0.05$，$^{**}P<0.01$。

（七）血清炎症指标

如图 3-8 所示，在第 3 天，OU 组血清中 TNF-α、IL-1β、IL-6 和 IL-8 水平显著高于正常组，两组间 MCP-1 水平无显著性差异，说明苯酚灼伤造模导致机体炎症水平的升高。在第 6 天，OUS 组血清中 IL-1β、IL-6 和 MCP-1 水平均显著高于正常组和 OUO 组；而 OUS 组中 TNF-α 和 IL-8 水平高于正常组，与 OUO 组无显著性差异。在第 9 天，OUS 组血清中 IL-6、IL-8 水平与 OUO 组比较无显著性差异，但仍高于正常组，而 OUO 组血清中 IL-6、IL-8 水平与正常组比较无显著性差异；各组间 TNF-α、IL-1β 和 MCP-1 水平无显著性差异。这说明急性睡眠剥夺可导致血清炎症水平升高，并减缓了炎症水平的恢复。

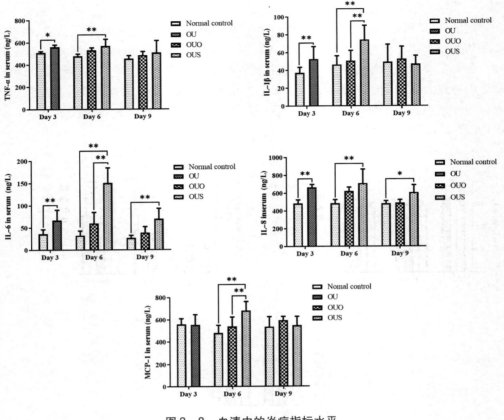

图 3-8　血清中的炎症指标水平

注：*$P < 0.05$，**$P < 0.01$。

（八）口腔黏膜组织中炎症指标

如图 3-9 所示，在第 3 天，OU 组口腔黏膜组织中 TNF-α 和 IL-1β 水平显著高于正常组。在第 6 天，溃疡组口腔黏膜组织中 TNF-α 和 IL-1β 水平与正常组无显著性差异，而 OUS 组口腔黏膜组织中 TNF-α 水平仍显著高于正常组，IL-1β 水平高于正常组和 OUO 组，OUO 组与正常组间 TNF-α 和 IL-1β 水平无显著性差异，说明急性睡眠剥夺可导致口腔黏膜组织炎症水平升高，并减缓了炎症水平的恢复。在第 9 天，各组间口腔黏膜组织中 TNF-α 和 IL-1β 水平无显著性差异。

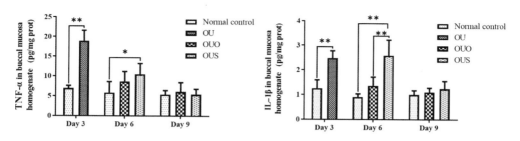

图 3-9　口腔黏膜组织中的炎症因子水平

注：$^*P<0.05$，$^{**}P<0.01$。

（九）氧化应激指标

如图 3-10 所示，在第 3 天，OU 组口腔黏膜组织中 MDA 水平显著高于正常组，而 SOD 活性显著低于正常组，两组间血清中 8-OHdG 水平无显著性差异。在第 6 天，OUO 组口腔黏膜组织中 MDA 水平和 SOD 活性与正常组间无明显差异，OUS 组中 MDA 水平显著高于正常组和口腔溃疡组，而 SOD 活性显著低于正常组；OUS 组血清中的 8-OHdG 水平高于正常组和 OUO 组，说明急性睡眠剥夺诱导了氧化应激。在第 9 天，各组间口腔黏膜组织中 MDA 水平、SOD 活性无显著性差异；各组间血清中 8-OHdG 水平亦无显著性差异。

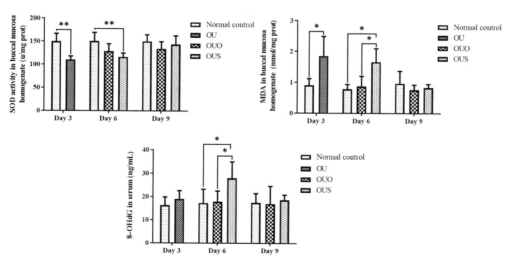

图 3-10　氧化应激指标水平

注：$^*P<0.05$，$^{**}P<0.01$。

（十）本章小结

本章通过苯酚灼伤法进行口腔溃疡造模，然后通过多平台水环境法对口腔溃疡大鼠睡眠剥夺 3 天，探讨急性睡眠剥夺对口腔溃疡的影响以及睡眠剥夺是否会使动物出现阴虚火旺症候。苯酚灼伤法通过控制苯酚用量和灼伤时间，形成大小基本一致的圆形口腔溃疡。本章研究发现急性睡眠剥夺会加重口腔炎症反应，延迟口腔溃疡的愈合。相较于单纯的苯酚灼伤法口腔溃疡造模，联合睡眠剥夺后，该动物模型溃疡持续时间更长，并且伴随着一定程度的阴虚火旺症候（心烦易怒、烘升火热、形体消瘦）。

本章进一步探讨了急性睡眠剥夺诱导口腔炎症反应，延缓口腔溃疡愈合和引起阴虚火旺证所涉及的可能机制。口腔溃疡的病因尚不清楚，主要与环境因素和遗传因素有关，涉及免疫、激素水平波动等诸多原因[199,216]。许多研究已经证实免疫系统紊乱在口腔溃疡发病机制中的关键作用[68]。以往的研究表明睡眠不足会影响机体免疫和炎症反应[217-218]。神经、内分泌和免疫系统在功能上是相互联系成网络的。而下丘脑－垂体－肾上腺（HPA）轴是该网络的重要组成部分[219]。现代医学对阴虚火旺证的研究主要围绕内分泌系统、免疫、能量代谢、代谢调控等方面，对阴虚火旺症候的本质有了初步的认识。因此，本章主要研究睡眠剥夺对口腔溃疡模型大鼠免疫炎症和神经内分泌系统的影响。

在本章研究中，急性睡眠剥夺使苯酚诱导的口腔溃疡黏膜组织炎症加重，表现为组织中 TNF-α 和 IL－1β 水平明显增加，口腔黏膜组织出现了更严重的炎症反应。同时，睡眠剥夺也使血清中 TNF-α、IL－1β、IL－6、IL－8 和 MCP－1 水平升高，减缓了机体炎症水平的恢复。此外，急性睡眠剥夺使大鼠血清中 IgM 水平升高。以往的研究亦表明急性睡眠剥夺可使人体血清 IgM 水平升高[220]。但是，本章研究中睡眠剥夺不影响大鼠血清 IgG 和 C3 水平。当机体组织损伤、感染或发生炎症时，炎性细胞因子会迅速释放产生。据报道，TNF-α、IL－1β 和 IL－6 的过量产生与 ROU 发生的风险增加有关[61,204-205]。IL－1β 和 TNF-α 已被证实可诱导降低间质液压力，从而促进皮肤和口腔黏膜的水肿[221-222]。急性睡眠剥夺会导致大鼠免疫炎症反应，血清中促炎性细胞因子和 IgM 水平增加。睡眠剥夺所诱导的炎性细胞因子释放会使口腔溃疡出现更严重的炎症反应，从而加重口腔溃疡，减缓其愈合。

此外，本章还研究了急性睡眠剥夺是否诱导了氧化应激，探讨其对口腔溃疡愈合的影响。结果表明，睡眠剥夺延迟了口腔黏膜组织中 MDA 水平和 SOD 活性的恢复。急性睡眠剥夺后还导致血清中 8－OHdG 水平也显著升高。8－OHdG 是一种反映 DNA 氧化损伤的生物标志物。有报道称，DNA 损伤会启动 IL－6 等炎性细胞因子的分泌，促进氧化和炎症机制的激活[223]。以往的研究结果证实，睡眠剥夺会导致非补偿性的氧化应激，并引起细胞损伤[224]。因此，睡眠剥夺所致的氧化应激，可能是口腔溃疡加重的原因之一。

本章研究中，大鼠急性睡眠剥夺 3 天后，血清和脑组织中 GABA 和 5 - HT 水平明显增加。GABA 作为中枢神经系统的主要抑制性神经递质，与免疫过程的信号传递密切相关[225-226]。以往研究报道，IL - 1β[227] 和 IL - 6[228] 可刺激 GABA 释放。此外，有证据表明 GABA 可调控参与睡眠剥夺诱导的氧化损伤[229]。因此，睡眠剥夺诱导的促炎性细胞因子水平增加和氧化应激可能有助于增加 GABA 的释放。也有一些研究表明 GABA 具有抗溃疡活性。Minano 等[230] 发现，在幽门结扎诱导的胃溃疡大鼠中，口服和腹腔给药 GABA 后表现出抗溃疡活性。通过在伤口上局部涂抹 GA-BA，能够促进模型大鼠的伤口愈合[231]。Xie 等[232] 报道，大鼠口服不同剂量（10 mg/kg、20 mg/kg、40 mg/kg）的 GABA，对乙醇诱导的大鼠胃黏膜损伤有保护作用。这可能是口服或腹腔注射的外源性 GABA 浓度远高于睡眠剥夺所致的升高浓度。在本章研究中，急性睡眠剥夺诱导大鼠产生的 GABA 可能不足以发挥抑制溃疡的作用。另外，急性睡眠剥夺增加了促炎性细胞因子水平，并诱导了氧化应激；虽然 GABA 水平增加，但急性睡眠剥夺仍可能通过增加促炎性细胞因子和氧化应激从而加重口腔溃疡。5 - HT 一直被认为在控制疼痛方面具有重要作用，在中枢神经系统和外周发生炎症的过程中，5 - HT 会从血小板、肥大细胞和内皮细胞释放到损伤部位[233]。此外，5 - HT 是重要的代偿性介质之一，它能产生炎症和痛觉过敏[234-235]。有报道认为，吸烟者支气管上皮细胞中的 5 - HT 可能通过激活 p38MAPK 和 ERK 通路参与香烟烟雾诱导的氧化应激和炎症[236]。因此，急性睡眠剥夺诱导 5 - HT 的释放，可能进一步促进炎症和疼痛而加重口腔溃疡。

在睡眠剥夺期间，大鼠体温有所升高，当恢复睡眠后，体温恢复正常。有研究表明，炎症因子对体温的升高起着重要作用[237-239]。急性睡眠剥夺引起的体温升高可能与诱导的炎症反应有关。OUO 组的食物摄入量较正常组减少，推测可能与口腔溃疡病变引起的疼痛有关。而睡眠不足进一步降低了总的食物摄入量，这与其他仅进行单独的睡眠剥夺实验结果有所不同[240-242]，与其他对正常大鼠进行睡眠剥夺的实验相比，口腔溃疡大鼠遭受睡眠剥夺后可能产生更强的痛觉[243]。一方面，5 - HT 使来源于背根神经节的初级痛觉传入纤维以及痛觉神经元敏感化，从而导致外周痛觉敏感[244]。另一方面，越来越多的证据表明细胞因子参与了痛觉的产生[245]。睡眠剥夺可能通过 5 - HT 和细胞因子水平的上调，加重口腔溃疡诱导的机械性疼痛，从而导致口腔溃疡大鼠摄食量减少。在睡眠剥夺期间，体质量逐渐下降，这一趋势与以往研究中观察到的结果相同[246-247]；有报道称，睡眠剥夺会使能量消耗增加和脂肪损失[246]，也有可能与其摄食量进一步减少有关。中医认为，熬夜可引起虚火上升，睡眠剥夺从熬夜的角度出发，模拟中医阴虚火旺证产生的病因病机，使动物出现一定程度的阴虚火旺症候。

急性睡眠剥夺后，大鼠血清中 CORT 和 ACTH 水平增加，说明出现了强烈的 HPA 轴应激反应；这与之前的研究结果类似[217,246]，表明睡眠剥夺可以激活 HPA 轴。睡眠剥夺使 HPA 轴功能失调，ACTH 和 CORT 水平增加，这也与文献报道的阴虚证临床表现一致。阴虚火旺型弱精症患者 CORT 水平显著高于正常人水平[248]。赵伟康等[155]研究发现甲亢阴虚火旺者尿中 17 – 羟类固醇显著高于正常水平。凌昌全等[156]通过研究认为糖皮质激素受体是虚证相关蛋白之一，并推测糖皮质激素受体与虚证间的关系无种属和器官上的特异性。另外，有效的 HPA 轴活动和充足的睡眠对控制过度炎症和免疫状况至关重要[249]。睡眠剥夺对口腔溃疡的恶化可能涉及 HPA 轴的失调。

综上所述，口腔溃疡大鼠遭受急性睡眠剥夺后，口腔炎症加重，溃疡持续时间延长，并且伴随着一定程度的阴虚火旺症候。神经内分泌免疫系统可能参与了急性睡眠剥夺加重口腔溃疡的过程。此外，睡眠剥夺导致口腔溃疡加重可能还与其诱导了机体的氧化应激反应有关。本章研究首次在大鼠模型中证实了急性睡眠剥夺可加重口腔溃疡，延缓其愈合；首次通过急性睡眠剥夺法构建了具有一定阴虚火旺支持症候的口腔溃疡动物模型，为防治阴虚火旺型口腔炎症药物的机制研究提供了技术。

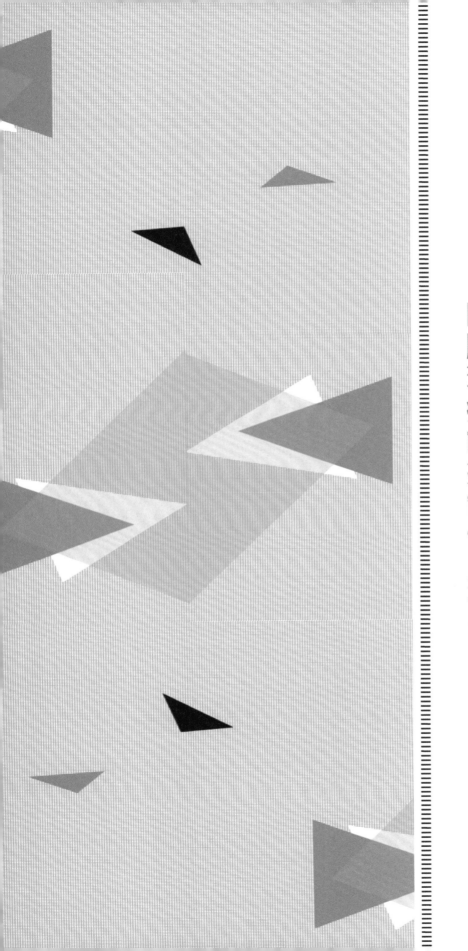

第四章　口炎清颗粒对睡眠剥夺加重的阴虚火旺型口腔溃疡的抑制作用研究

口腔溃疡是最常见的口腔黏膜疾病，其中又以复发性口腔溃疡（ROU）最为常见，它在普通人群中的发病率高达 20% 左右[57]。口腔溃疡通常会暴露固有层下的神经末梢，并严重影响患者的生活质量。口腔溃疡病因复杂，与多种因素有关，临床上对其尚无特效治疗方法，治疗以缓解症状、止痛、促进溃疡愈合为主。口炎清颗粒在临床上用于治疗阴虚火旺型口腔溃疡，疗效确切。但口炎清颗粒的药效特点及作用机制尚不明确。本章采用整合药理学和代谢组学的方法，开展口炎清颗粒对睡眠剥夺加重的阴虚火旺型口腔溃疡的干预作用研究。

【实验材料】

（一）仪器

UFLC-Q-TOF-MS/MS 液质联用系统（UFLC XR 超高效液相色谱，日本岛津公司；Triple TOF™ 5600⁺，美国 AB Sciex 公司）；Kinetex® C_{18} 100A 色谱柱（2.6 μm，150 mm × 3.0 mm，美国 Phenomenex 公司）。其他仪器同第三章。

（二）实验动物

SPF 级 SD 雄性大鼠，体质量 200 ～ 220 g，购自中山大学实验动物中心（No. 44008500018356）。实验动物适应新环境 1 周后开始实验，实验环境温度为 25 ℃，12 h 昼夜自然交替，饲养期间动物摄食饮水自由。动物实验经中山大学实验动物伦理委员会审核通过（批准编号：SYSU-IACUC－2019－000181），严格遵守动物福利伦理要求。

（三）材料与试剂

口炎清浸膏（广州白云山和记黄埔中药有限公司提供，批号：A19M025）；An-ti-IL－6 抗体（Abcam 公司，ab9324）；聚合辣根过氧化物酶（HRP）标记抗小鼠免疫球蛋白 G（IgG）（武汉博士德生物工程有限公司，14C22B1304）；皮质酮试剂盒（南京建成生物工程研究所，20191115）；免疫球蛋白 M（IgM）试剂盒（南京建成生物工程研究所，20180608）；COX－2 试剂盒（南京建成生物工程研究所，20191208）；MMP－9 试剂盒（南京建成生物工程研究所，20190528）。其他试剂材料同本书第三章。

【实验方法】

（一）实验分组及给药

实验动物随机分为正常（Control）组，模型（Model）组，口炎清颗粒低（KYQG-Low）、中（KYQG-Mid）、高（KYQG-High）剂量组和左旋咪唑（Levamisole）组共6个组，每组10只大鼠。实验期间，各组从第1天开始给药，口炎清颗粒低、中、高剂量组每天分别按0.522 g/kg、1.57 g/kg、4.70 g/kg的剂量灌胃给药。左旋咪唑组给予左旋咪唑［配制成2 mg/mL的左旋咪唑水溶液，20 mg/（kg·d）］灌胃。正常组和模型组每天按10 mL/kg灌胃蒸馏水。在第4天，模型组，口炎清颗粒低、中、高剂量组和左旋咪唑组大鼠通过苯酚灼伤法在颊黏膜上进行口腔溃疡造模。在第6天，模型组，口炎清颗粒低、中、高剂量组和左旋咪唑组采用多平台水环境法进行72 h的睡眠剥夺。在睡眠剥夺结束时，使用异氟烷气体麻醉动物，通过腹主动脉采血。血液在4 ℃，5000 r/min离心20 min，得到血清。收集脑组织，保存于 -80 ℃冰箱中。收集颊黏膜组织，置于4%多聚甲醛中保存。动物实验设计流程见图4 -1。

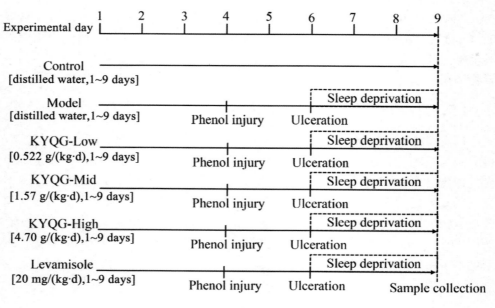

图4 -1　实验流程

（二）体温和体质量测量

在每天上午 9 点使用电子天平称量大鼠的体质量；从口腔溃疡造模成功开始（第 3 天），于每天上午 9 点用红外体温计测大鼠体温。

（三）口腔溃疡面积测定

口腔溃疡面积测定与第三章相同。

愈合率计算公式：愈合率 $= [(A_6 - A_t)/A_6] \times 100\%$ ，A_6 代表第 6 天口腔溃疡刚形成时的初始面积，A_t 代表第 7 到第 9 天溃疡的面积。

（四）免疫组化

取材口腔黏膜没有溃疡部分的组织，所有样本用 4% 多聚甲醛固定，石蜡包埋，切片（5 μm）。用二甲苯脱蜡，乙醇脱水。处理后的切片用 3% 双氧水在 PBS 中预孵育 10 min，以阻断内源性过氧化物酶。切片用 PBS 冲洗 3 次（每次 5 min），然后用 5% BSA 在 37 ℃ 封闭 30 min，甩干，勿洗。然后，用一抗（1∶5000，Anti-IL-6 antibody ab9324）在 37 ℃ 孵育 2 h，然后与二抗在 37 ℃ 孵育 30 min。PBS 冲洗，5 min × 3 次。滴加 HRP 标记二抗，37 ℃ 孵育 30 min。PBS 冲洗，5 min × 3 次。二氨基联苯胺（DAB）显色，镜下控制显色时间，水冲洗。染色方法：在 DAB 胺溶液中孵育 10 min，苏木精染色 5 min。脱水、透明、封片。镜检：光学显微镜下观察组织是否特异性表达 IL-6，选取 400 倍视野下溃疡组织附近的上皮组织拍照，用 Image-Pro Plus 软件（Version 6.0）测定每个样本的平均光密度值。

（五）酶联免疫吸附试验

血清肿瘤坏死因子 – α(TNF-α)、白细胞介素(IL)-1β、IL-6 Version、单核细胞趋化蛋白 – 1(MCP-1)、促肾上腺皮质激素（ACTH）、皮质酮（CORT）、免疫球蛋白 M（IgM）和 8 – 羟基脱氧鸟苷（8-OHdG）采用酶联免疫吸附分析（ELISA）试剂盒检测，严格按照说明书操作。

（六）神经递质检测

神经递质水平检测参照第三章。

（七）靶点验证

环氧合酶 – 2（COX – 2）和基质金属蛋白酶 9（MMP – 9）是网络药理学研究中度值排名最靠前的两个靶点。本章实验检测血清样本中这两个蛋白的表达水平，对网络药理学的研究结果进行初步验证。使用 ELISA 试剂盒检测血清 COX – 2 和 MMP – 9 的水平。

（八）血清代谢组学分析

精密吸取血清样本 100 μL，加入 200 μL 预冷的乙腈 – 甲醇溶液（1 : 1）沉淀蛋白。涡旋 5 min，离心（4 ℃，13000 r/min，20 min）。然后将 10 μL 的上清液注入 LC-Q-TOF-MS 系统进行分析。色谱柱：Kinetex$^®$ C$_{18}$ 100A（2.6 mm，150 mm × 3.0 mm，Phenomenex）。流动相：A 为含 0.1% 甲酸水溶液，流动相 B 为乙腈。梯度洗脱条件：0 ～ 20 min，5% ～ 80% B；20 ～ 30 min，80% ～ 90% B；30 ～ 40 min，90% ～ 95% B。流速为 0.3 mL/min。质谱数据采集采用负离子模式，离子源参数设置为：ion spray voltage – 4500 V；ion source gas 155 psi；ion source gas 255 psi；temperature 550 ℃；curtain gas 35 psi；collision gas pressure 10 psi；entrance potential 60 V。扫描质量电荷比（m/z）范围为 50 ～ 1500 Da，氮气作为雾化气和辅助气。在信息依赖采集模式（information-dependent acquisition，IDA）下使用 Analyst$^®$ 1.2 软件（AB Sciex，Foster City，USA）采集数据。

采用 ProteoWizard 将原始数据转换为 mzXML 格式，并使用 R 包"XCMS"进行处理，以进行峰值检测、提取、比对和积分。然后，通过自建的 MS2 数据库、代谢组学数据分析智慧云平台（One-MAP，http://www.5omics.com/）和人类代谢组学数据库（HMDB，https://hmdb.ca/）对代谢物进行注释。使用 SIMCA 软件对代谢组学数据进行正交偏最小二乘判别分析（OPLSDA）。在此基础上，求出 OPLSDA 分析中第一主成分的投影变量重要度（VIP）值，并总结了各变量对模型的贡献。将 VIP > 1 和 $P < 0.05$（t 检验）的代谢物作为差异代谢物。使用 MetaboAnalyst（http://www.metaboanalyst.ca/）数据库对差异代谢物进行代谢通路富集分析，富集方法选择 Hypergeometric Test，通路数据库选择 KEGG 数据库，种属选择 *Rattus norvegicus*。

（九）统计分析

实验数据以平均值 ± 标准差（$\bar{x} ± s$）表示。统计分析采用 GraphPad Prism 8 软件，以 t 检验或单因素方差分析（one-way ANOVA）和 Dunnett 检验进行组间差异比较，$P < 0.05$ 表示有统计学差异。

【实验结果】

（一）口炎清颗粒对体质量和体温的影响

如图 4 – 2 所示，在第 6、第 7 天，各组间体质量无显著性差异；在第 8 天，口炎清颗粒低、中剂量组的体质量显著低于正常组，各治疗组与模型比较无显著性差异；在第 9 天，模型组体质量与正常组比较显著降低，各治疗组与模型组体质量比较无显著差异。在第 6 天，各组间体温无显著性差异；在第 7 天，模型组体温显著高于正常组，各治疗组体温与模型组体温比较无显著差异；在第8、第9天，模型组体温显著高于正常组，口炎清颗粒中、高剂量组体温显著低于模型组。结果表明口炎清颗粒能够抑制急性睡眠剥夺诱导的大鼠体温升高，但对睡眠剥夺引起的体质量下降无明显影响。

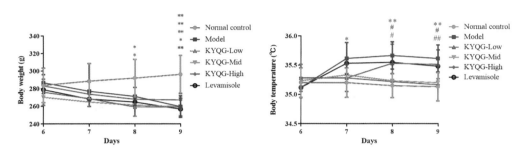

图4-2　口炎清颗粒对体质量和体温的影响

注：与正常组比较，$^*P<0.05$，$^{**}P<0.01$；与模型组比较，$^\#P<0.05$，$^{\#\#}P<0.01$。

（二）口炎清颗粒对口腔溃疡面积的影响

大鼠口腔溃疡面积的变化见图4-3（A）。在第6天，模型组，口炎清颗粒低、中、高剂量组和左旋咪唑组的初始溃疡面积分别为12.15 ± 0.68 mm^2、12.20 ± 0.66 mm^2、11.99 ± 0.74 mm^2、12.16 ± 1.05 mm^{2}和12.18 ± 0.50 mm^2，无统计学差异，说明各组形成了大小基本一致的口腔溃疡；口腔溃疡面积在第7~9天均有缩小。计算溃疡愈合率以评价口炎清颗粒抑制口腔溃疡的效果（图4-3B）。口炎清高剂量组溃疡愈合率最高，口炎清中、高剂量组和左旋咪唑组在第7~9天溃疡愈合率显著高于模型组。口炎清颗粒低剂量组和模型组愈合率在第7~9天无显著性差异。

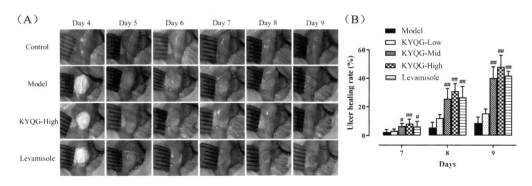

图4-3　口炎清颗粒对口腔溃疡的影响

注：（A）口腔溃疡变化；（B）口炎清颗粒对口腔溃疡愈合率的影响。与模型组比较，$^\#P<0.05$，$^{\#\#}P<0.01$。

（三）口炎清颗粒对口腔黏膜组织 IL-6 表达的影响

采用免疫组化法检测口腔黏膜上皮组织中 IL-6 的表达，探讨口炎清颗粒对口腔溃疡黏膜炎症的抑制作用。如图 4-4 所示，模型组大鼠口腔上皮组织切片中 IL-6 的表达明显高于正常组，而口炎清颗粒高剂量组的 IL-6 水平明显低于模型组，说明口炎清颗粒能够抑制口腔黏膜的炎症水平。

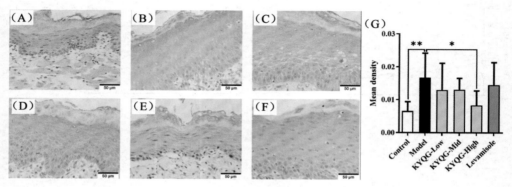

图 4-4 口腔黏膜组织 IL-6 的表达

注：（A）正常组；（B）模型组；（C）低剂量组；（D）中剂量组；（E）高剂量组；（F）左旋咪唑组；（G）IL-6 表达分析。$^*P < 0.05$，$^{**}P < 0.01$。

（四）口炎清颗粒对血清和脑组织神经递质的影响

如图 4-5 所示，与正常组比较，模型组血清和脑组织中的 5-HT、GABA 水平显著升高，说明急性睡眠剥夺导致血清和脑组织中的 5-HT、GABA 水平上升。与模型组比较，口炎清颗粒低、中、高剂量组，左旋咪唑组血清中 5-HT、GABA 水平显著降低；口炎清颗粒低、中、高剂量组脑组织中的 5-HT 显著降低，GABA 无显著变化。这表明口炎清颗粒可抑制睡眠剥夺导致的血清和脑组织中 5-HT 水平以及血清中 GABA 水平升高。

（五）口炎清颗粒对 ACTH 和 CORT 的影响

如图 4-6 所示，与正常组比较，模型组血清中 ACTH 和 CORT 水平显著升高。与模型组比较，口炎清颗粒低、中、高剂量组，左旋咪唑组血清中的 ACTH 水平显著降低，口炎清颗粒高剂量组、左旋咪唑组血清中的 CORT 水平显著降低，说明口炎清颗粒和左旋咪唑均能显著降低血清中 ACTH 和 CORT 水平。这表明口炎清颗粒对睡眠剥夺引起的下丘脑-垂体-肾上腺（HPA）轴功能失调有改善作用，可能是其改善阴虚火旺证的原因之一。

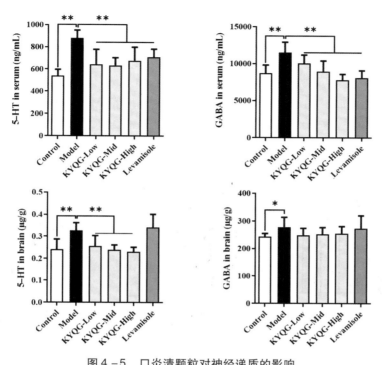

图 4 -5　口炎清颗粒对神经递质的影响

注: $^{*}P < 0.05$, $^{**}P < 0.01$。

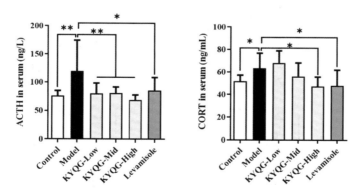

图 4 -6　口炎清颗粒对血清中 ACTH 和 CORT 的影响

注: $^{*}P < 0.05$, $^{**}P < 0.01$。

（六） 口炎清颗粒对炎症因子、8 – OHdG 和 IgM 的影响

如图 4 – 7 所示，与正常组比较，模型组血清中各炎症因子、8 – OHdG 和 IgM 水平显著升高。与模型组比较，口炎清颗粒高剂量组血清中各炎症因子、8 – OHdG 和 IgM 显著降低，口炎清颗粒中剂量组 IL – 6 和 MCP – 1 水平显著降低，左旋咪唑组血清中的 IL – 1β、IL – 6、8 – OHdG 和 IgM 水平显著降低。这表明口炎清颗粒能够减轻睡眠剥夺加重的口腔溃疡的炎症反应，参与免疫应答的调节以及减轻氧化应激损伤。

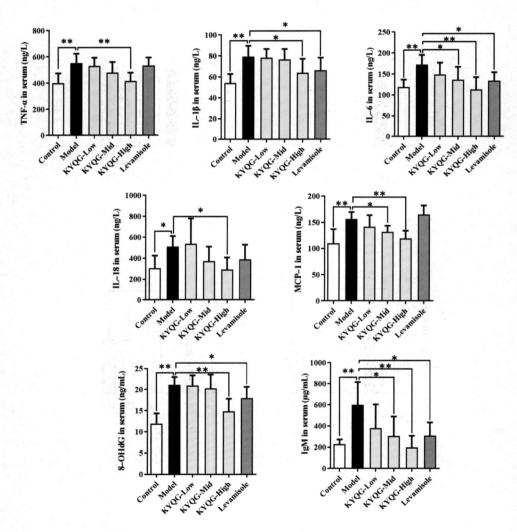

图 4 – 7　口炎清颗粒对炎症因子、8 – OHdG 和 IgM 的影响

注：$^{*}P < 0.05$，$^{**}P < 0.01$。

（七）靶点验证

在成分 - 核心靶点网络中，环氧合酶 - 2（COX - 2）和基质金属蛋白酶 9（MMP - 9）是度值排名最靠前的两个靶点，提示其可能是口炎清颗粒发挥药效的重要靶点。因此，检测了血清样本中的 COX - 2 和 MMP - 9 水平。结果表明，口炎清颗粒高剂量组［4.70 g/（kg·d）］能够显著抑制血清中 COX - 2 和 MMP - 9 的升高（图 4 - 8）。由此可见，口炎清颗粒药效的发挥与其抑制 COX - 2 和 MMP - 9 的升高有关，这一结果也初步佐证了网络药理学研究方法的可行性和研究结果的可靠性。

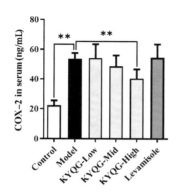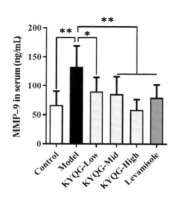

图 4 - 8　口炎清颗粒对 COX - 2 和 MMP - 9 的影响

注：$^{*}P < 0.05$，$^{**}P < 0.01$。

（八）代谢组学研究

通过正交偏最小二乘法判别分析（OPLSDA）评估正常组、模型组和口炎清颗粒高剂量组的血清代谢轮廓特征。如图 4 - 9 所示，正常组、模型组和口炎清颗粒高剂量组之间有明显的分离趋势，这表明两组之间存在不同的代谢特征。用置换检验来验证模型，避免 OPLSDA 模型的过渡拟合。置换检验随机模型的 Q^2 和 $R^2 Y$ 值均小于原模型的值，Q^2 的回归线与纵轴的截距小于零，说明原模型具有良好的稳健性和可靠性，不存在过拟合现象。V + S-plot 图整合了投影变量重要度（VIP）和相关系数，代表了区分正常组和模型组、口炎清颗粒组和模型组的贡献。

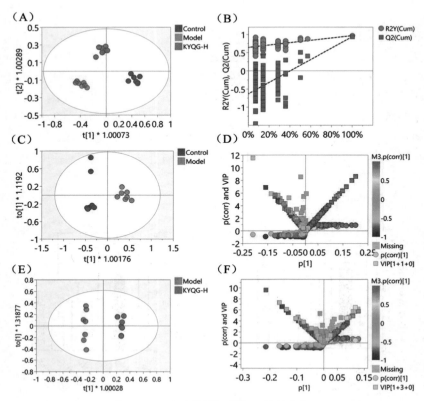

图 4 -9　血清代谢组学多元统计分析

注：（A）正常组、模型组和口炎清颗粒高剂量组的正交偏最小二乘判别分析（OPLSDA）
模型得分图；（B）正常组、模型组与口炎清颗粒高剂量组的 OPLSDA 模型 Permutation 检验；
（C）、（D）正常组与模型组的 OPLSDA 模型得分图和 V + S-plot 图；
（E）、（F）模型组与口炎清颗粒高剂量组的 OPLSDA 模型得分图和 V + S-plot 图。

　　满足 VIP > 1.0，$P < 0.05$ 条件的代谢物被确定为差异代谢物，将差异代谢物通过火山图进行可视化（图 4 - 10）。在模型组和正常组的比较中共鉴定出 59 个差异代谢物（图 4 - 11），在口炎清颗粒组和模型组的比较中共鉴定出 68 个差异代谢物（图 4 - 12）。其中，口炎清颗粒干预回调的代谢物共有 30 个（图 4 - 13）。将口炎清颗粒干预回调的代谢物进行 KEGG 通路分析。代谢通路富集分析结果显示，口炎清颗粒的干预治疗过程共涉及 8 条代谢通路，包括 D - 谷氨酰胺和 D - 谷氨酸代谢，色氨酸代谢，丙氨酸、天冬氨酸和谷氨酸代谢，淀粉和蔗糖代谢，谷胱甘肽代谢以及精氨酸和脯氨酸代谢等代谢通路（图 4 - 14）。图 4 - 15 展示了口炎清颗粒干预的代谢通路间的相互关系。其中，色氨酸代谢通路可能在口炎清颗粒抑制睡眠剥夺加重的口腔溃疡中发挥重要作用。

（A）　　　　　　　　　　　　　　　　　（B）

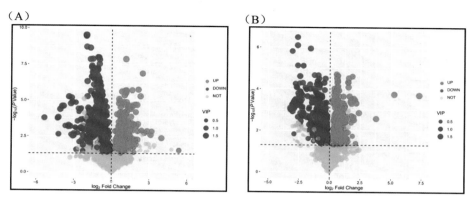

图4-10　代谢物火山图

注：（A）正常组与模型组比较；（B）模型组与口炎清颗粒高剂量组比较；
每个点代表一种代谢物，点的大小代表 OPLSDA 模型中代谢物的 VIP 值。

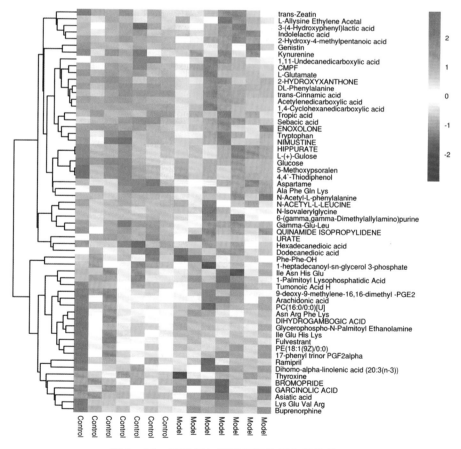

图4-11　正常组与模型组间差异代谢物热图

注：差异代谢物的相对含量用从蓝（低）到红（高）的梯度颜色变化表示。

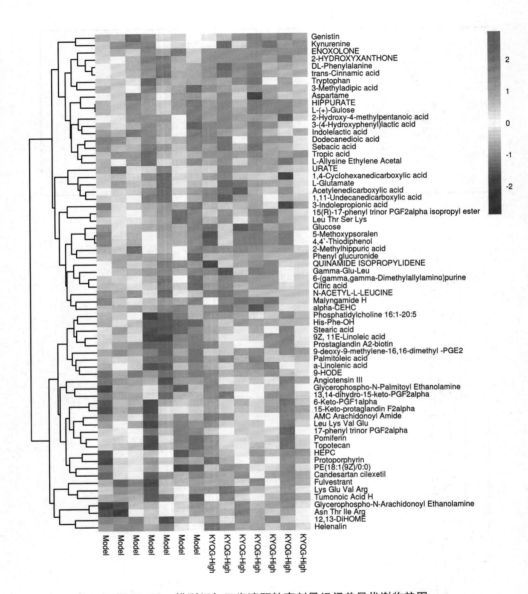

图4-12 模型组与口炎清颗粒高剂量组间差异代谢物热图

注：差异代谢物的相对含量用从蓝（低）到红（高）的梯度颜色变化表示。

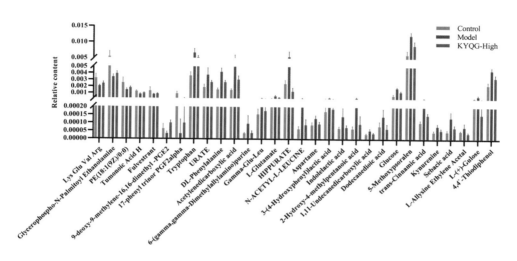

图 4 - 13　口炎清颗粒干预回调的差异代谢物

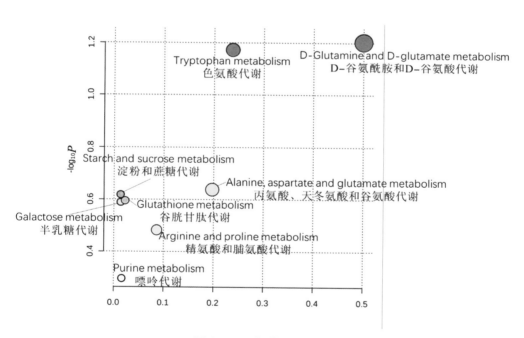

图 4 - 14　代谢通路分析

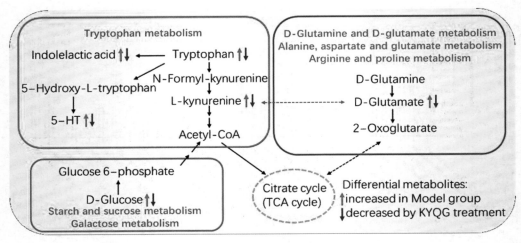

图 4 – 15　代谢通路总结

（九）本章小结

　　本章开展了口炎清颗粒对急性睡眠剥夺加重的阴虚火旺型口腔溃疡的抑制作用研究。从口腔溃疡的愈合、血清代谢表型、炎症、氧化应激和神经内分泌免疫系统方面探讨了口炎清颗粒的干预作用。口炎清颗粒能够减轻睡眠剥夺诱导的口腔炎症反应，有效促进睡眠剥夺加重的口腔溃疡的愈合，并改善其伴随的阴虚火旺症候。

　　在抑制炎症方面，口炎清颗粒表现出了良好的抗炎作用。口炎清颗粒能够抑制血清中 IL – 1β、IL – 18、IL – 6、TNF-α 和 MCP – 1 水平的升高。此外，口炎清颗粒能够抑制口腔上皮组织 IL – 6 的表达。已有研究表明，IL – 6、IL – 1β 和 TNF-α 的过量表达与 ROU 的患病风险增加有关[61,204 – 205]。口炎清颗粒可通过减轻机体炎症水平，抑制口腔炎症反应，进而有效缓解睡眠剥夺加重的口腔溃疡。

　　口炎清颗粒还能够抑制急性睡眠剥夺引起的 ACTH 和 CORT 的上升。已有研究表明，睡眠不足会激活 HPA 轴[217 – 218]。阴虚证的 HPA 轴功能紊乱的表现为肾上腺糖皮质激素分泌偏高。口炎清颗粒对 HPA 轴的调节作用可能有助于其改善阴虚火旺症候。

　　在本章研究中，口炎清颗粒能够降低血清和脑组织中的 5 – 羟色胺（5 – HT）水平，但仅能降低血清中的 γ – 氨基丁酸（GABA）水平。5 – HT 是一种重要的致痛介质，可引起炎症和痛觉过敏或痛觉过敏症[234]。神经递质的异常与抑郁和压力应激等心理疾病相关，而抑郁是口腔溃疡发病因素之一[250]，提示口炎清颗粒对神经递质水平的调节可能促进了其对口腔溃疡的治疗。

　　血清代谢组学分析结果表明，参与色氨酸代谢的代谢物色氨酸（tryptophan）、犬尿氨酸（kynurenine）和吲哚乳酸（indole lactic acid）在模型组中显著升高，通过口炎清颗粒治疗后显著降低。色氨酸的代谢有两条主要途径，分别产生 5 – HT 和犬尿氨酸[251]。代谢组学研究结果表明，色氨酸代谢通路的失调参与了睡眠剥夺加重口腔溃疡的发病过程。色氨酸代谢产物作为芳香烃受体配体，在免疫应答的调节中起着重要作用[252]，并在全身循环中发挥抗炎抗氧化作用[253]。色氨酸代谢与多种炎症性疾病有关，包括多发性硬化症和炎症性肠病等[253]。一项基于健康人和 ROU 患者的唾液非靶向代谢组学研究表明色氨酸代谢紊乱参与了 ROU 的发病[254]。另一项研究表明，L – 犬尿氨酸酶作为一种色氨酸代谢酶，在慢性炎症性皮肤病患者中存在过高表达[255]。综上所述，色氨酸代谢可能通过调节免疫反应、炎症和氧化应激，在口腔溃疡的发病和治疗中起着关键作用。因此，口炎清颗粒对色氨酸代谢通路的调节作用可能是其发挥药效的机制之一。在本章研究中，口炎清颗粒还能降低血清中 IgM 水平。神经递质也是一类免疫调节剂[256]。大量研究已经证实免疫反应在口腔溃疡发病机制中的关键作用[89,257]。口炎清颗粒在多个方面对免疫的调控作用可能有助于其抑制睡眠剥夺加重的口腔溃疡。

代谢通路分析结果还显示，模型组大鼠的能量代谢产物 D – 葡萄糖水平高于正常组，但经口炎清颗粒治疗后有所恢复。据报道，睡眠不足会影响葡萄糖代谢[258]。然而，能量代谢与口腔溃疡的关系尚不清楚，口炎清颗粒介导的能量代谢调节是否有助于其抗口腔溃疡作用还有待进一步研究。谷氨酸参与了 4 种代谢途径，即 D – 谷氨酰胺和 D – 谷氨酸代谢，丙氨酸、天冬氨酸和谷氨酸代谢，谷胱甘肽代谢，精氨酸和脯氨酸代谢。据报道，谷氨酸水平的增加可以降低谷胱甘肽水平，并最终刺激利鲁唑（Riluzole）处理的细胞释放活性氧[259]。此外，模型组中大鼠血清 8 – OHdG 水平明显升高，口炎清颗粒治疗后，血清中 8 – OHdG 水平明显下降，说明口炎清颗粒能够减轻睡眠剥夺导致的 DNA 损伤。这些结果间接表明口炎清颗粒缓解了睡眠剥夺动物的氧化应激反应。有研究报道，精氨酸和脯氨酸代谢是牙周炎患者牙菌斑的特征性代谢，这可能与疾病相关群体的代谢特征有关[260]。此外，口炎清颗粒干预了尿酸水平的升高，有研究表明血清尿酸水平的升高代表着与肥胖、代谢综合征、血糖紊乱、糖尿病、高血压、内皮功能障碍、心血管疾病和慢性肾脏疾病相关的炎症反应[261]。口炎清颗粒可能通过影响神经、内分泌、免疫系统的多个方面，进而改善睡眠剥夺加重的口腔溃疡。

综上所述，口炎清颗粒能够有效抑制急性睡眠剥夺加重的口腔溃疡，对阴虚火旺症候有一定的改善作用，药效的发挥主要与其对神经内分泌免疫系统、氧化应激和色氨酸代谢通路的调控有关。

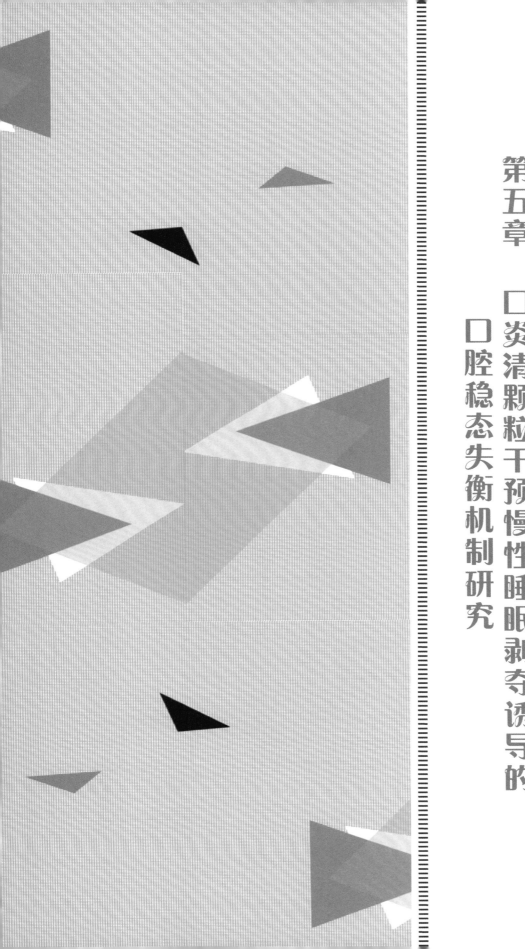

第五章　口炎清颗粒干预慢性睡眠剥夺诱导的口腔稳态失衡机制研究

本书第三章、第四章的研究发现，急性睡眠剥夺诱导的口腔炎症反应加重了口腔溃疡。在日常生活中还存在长期睡眠不足诱导的持续慢性口腔炎症。作为一种常见的生理性免疫反应，持续的慢性口腔炎症可发展为口腔溃疡等疾病[262]。在持续的口腔炎症反应中，细胞因子和趋化因子等炎症介质将破坏血管通透性，导致细胞浸润、组织破坏和细胞增生；破坏维持口腔黏膜完整性的细胞和细胞基质黏附蛋白，进而导致口腔黏膜侵蚀、溃疡和脱落[263]。因此，对口腔炎症反应的提前干预是防治口腔溃疡的关键。治未病是中医药防治疾病的优势和特点。临床研究表明，口炎清颗粒能够有效预防放射性口腔炎的发生和发展[29]。口炎清颗粒是否能有效抑制慢性睡眠剥夺所诱导的长期口腔炎症反应，从而有助于防止口腔溃疡的发生，值得进一步研究。探讨口炎清颗粒对长期慢性睡眠剥夺所诱导的口腔炎症反应的干预作用有助于进一步阐明其防治阴虚火旺型口腔炎症性疾病的作用机制。

口腔微生物是口腔炎症反应的关键诱因之一，口腔微生物多样性降低可作为口腔黏膜炎症性疾病发展的标志[264]。某些低丰度的微生物病原体可以干扰宿主的免疫系统，重塑微生物群，导致口腔炎症性疾病，如牙龈炎和牙周炎[265]。此外，肠道菌群和免疫系统密切相关，对免疫稳态建立和免疫系统功能的正常发挥起着重要的作用[266]。肠道微生物可通过遍布全身的共有黏膜免疫系统对肠道外的免疫疾病产生影响[267]。口腔作为消化系统的入口也会通过黏膜免疫系统受到肠道菌群的影响。此外，口腔溃疡等口腔炎症性疾病的发病过程十分复杂，涉及诸多因素，包括口腔黏膜组织中蛋白质表达的变化[268]和机体代谢异常[254]等。本章基于舌蛋白质组学、血清代谢组学、口腔及肠道微生物组学的多组学策略，系统地研究慢性睡眠剥夺对大鼠口腔稳态的影响以及口炎清颗粒的干预作用，从多层面多角度探讨口炎清颗粒抑制慢性睡眠剥夺诱导的口腔稳态失衡的整体调控机制，进一步解析口炎清颗粒缓解睡眠剥夺诱导的口腔炎症反应的科学内涵，为口炎清颗粒治未病提供依据。

【实验材料】

（一）主要仪器

冷冻真空干燥机（德国 Christ 公司，Alpha 1 – 4 LDplus）；梯度基因扩增仪（Appliedbiosystems，veriti96well9902）；Sequel Ⅱ 测序仪（美国 Pacbio，USA）；超声波细胞破碎仪（美国 SONICS 公司，VC800）；Ariummini 超纯水系统（德国 Sartorius 公司，Ariummini）；分光光度计（美国 Thermo scientific 公司，NanoDrop 2000C）；多孔超微量核酸蛋白分析仪（美国 Biotek 公司，epoch2）；液相系统（美国赛默飞公司，Dionex Ultimate 3000）；质谱系统（美国赛默飞公司，Thermo Scientific Q ExactiveTM HF）；小型垂直电泳槽（美国 Bio-rad 公司；Mini-PROTEAN 165 – 8001 Tetra）；Trans-Blot SD Semi-Dry Electrophoretic Transfer Cell 半干转印槽（美国

Bio-rad 公司）；化学发光成像系统（中国 Tanon 公司，Tanon 5200）。其他仪器同本书第三章。

（二）实验动物

SPF 级 SD 雄性大鼠（8 周龄，体质量 220 g，购自中山大学实验动物中心，No. 44008500021905）。实验动物适应新环境 1 周后开始实验，实验环境温度为25 ℃，12 h 昼夜自然交替，饲养与实验期间摄食饮水自由。实验方案经中山大学实验动物管理与使用委员会审批通过（批准编号：SYSU-IACUC - 2020 - 000383），符合动物福利伦理要求。

（三）材料与试剂

本章实验所用主要试剂和材料见表 5 - 1，其他试剂同第四章。

表 5 - 1 材料与试剂

试剂名称	厂家	货号/批号
RIPA	上海 Beyotime 公司	P0013B
BCA 蛋白浓度测定试剂盒	上海 Beyotime 公司	P0011
乙醇	天津市大茂化学试剂厂	64175
碳酸氢铵	Acros	393212500
尿素	Sigma	U4883 - 6X25ML
丙酮	Fisher	A949 - 4
乙腈	Fisher	A955 - 4
乙酸	Macklin	A801303 - 500
DTT	Invitrogen	A39255
IAA	Invitrogen	A39271
胰酶	Invitrogen	90057
TFA	Invitrogen	28904
脱盐柱	Invitrogen	89870
PowerSoil® DNA Isolation kit	QIAGEN	
250 bp DNA Ladder Marker	北京六合通经贸有限公司	3424A
VnF	苏州泓迅生物科技股份有限公司	10 μmol/L
VnR	苏州泓迅生物科技股份有限公司	10 μmol/L
KOD OneTM PCR Master Mix	北京百灵克生物科技有限公司	KMM - 101
VAHTSTM DNA Clean Beads	南京诺唯赞生物科技有限公司	N411 - 03

续上表

试剂名称	厂家	货号/批号
ExKubit dsDNA HS Assay Kit	吉泰依科赛生物科技有限公司	NGS00 – 3012
Monarch DNA Gel Extractionn	北京鸿跃创新科技有限公司	T1020L
Anti-Cytokeratin 15 抗体	Proteintech	10137 – 1 – AP
Anti-Cytokeratin 14 抗体	Abcam	Ab197893
Anti-GAPDH 抗体	Abcam	Ab181602
Anti-Rabbit IgG（H + L），HRP Conjugate	Promega	W4011
Anti-Mouse IgG（H + L），HRP Conjugate	Promega	W4021
Immobilon™ Western Chemiluminescent HBR Substrate（EA）	Millipore	WBKLS0100
IMMOBILON PSQ Membrane（PVDF，0. 2 μm）	Millipore	ISEQ00010
Difco™ Skim Milk	BD	232100
10% TGX stain-free fastcast acrylamide kit	Bio-rad	1610183
Extra Thick Blot Filter Paper	Bio-rad	1703965
Trans-Blot Turbo 5 × Transfer Buffer	Bio-rad	10026938
10 × Membrane Blocking/Washing Buffer（TBST）	北京 GenStar 康润生物	E152 – 01
10 × Tris-Glycine Electrophoresis Buffer	北京 GenStar 康润生物	E175 – 01
Direct-load™ Color Prestained Protein Marker（10 ~ 180 kDa）	北京 GenStar 康润生物	M221 – 05
NaN$_3$	天津市元立化工有限公司	26628 – 22 – 8
BSA Fraction V	上海 Beyotime 公司	ST023
PMSF（100 mmol）	上海 Beyotime 公司	ST506
RIPA 裂解液（强）	上海 Beyotime 公司	P0013B
SDS-PAGE 蛋白上样缓冲液	上海 Beyotime 公司	P0015L
蛋白酶抑制剂	瑞士 Roche 公司	5892791001

【研究方法】

（一）慢性睡眠剥夺

慢性睡眠剥夺参照本书第三章中睡眠剥夺方法操作，通过调整每天睡眠剥夺的时间和天数达到慢性睡眠剥夺的效果。具体操作如下：每天在 16：00 时将慢性睡眠剥夺的动物置于剥夺装置中，直到次日 10：00 时，然后再将动物放回大鼠笼中，动物可以自由正常睡眠；动物每天剥夺睡眠 18 h，连续剥夺 21 天，从而达到长期慢性剥夺动物睡眠的目的[121-122]。

（二）实验分组及给药

本章研究重点是基于多组学策略从多个层面解析口炎清颗粒干预慢性睡眠剥夺所诱导的口腔稳态失衡的整体机制。多组学策略侧重于研究多层次生物谱的调控作用，暂不考虑剂量影响和阳性药对照比较，因此本章实验设计分组如下：SD 大鼠在实验环境饲养 1 周，随机分成正常（Control）组、慢性睡眠剥夺（chronic sleep deprivation，CSD）组、口炎清颗粒（KYQG）组共 3 个组，每组动物 12 只。CSD 组和口炎清颗粒组每天进行慢性睡眠剥夺，持续 21 天。为了控制环境条件的差异，正常组的大鼠从 16：00 开始适应慢性睡眠剥夺环境 0.5 h，其余时间饲养在大鼠笼中，可自由正常睡眠。给药方案如下：口炎清颗粒组按照 3 倍临床剂量灌胃给药，称取口炎清浸膏 15.66 g，用蒸馏水配制成 15.66 g/100 mL 溶液，每次按大鼠体质量以 10 mL/kg 给药，每天 1 次，直至实验结束。慢性睡眠剥夺组和正常组每次按大鼠体质量以 10 mL/kg 灌胃蒸馏水，每天一次，直至实验结束。实验流程见图 5-1。

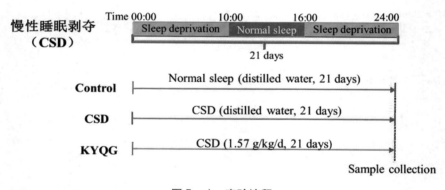

图 5-1　实验流程

（三）样本收集

慢性睡眠剥夺结束时（第 22 天），用无菌棉拭子沿着每只大鼠的舌头从后往前来回刷 5 次，将取样的棉拭子置于无菌密封管内，保存在 -80 ℃环境中。将动物用异氟烷麻醉后，经腹主动脉采集血液。对血液进行离心处理（5000 r/min，4 ℃，20 min），以获得血清，然后将其储存在 -80 ℃环境中。收集大鼠的粪便、全脑和舌头组织，冷冻于 -80 ℃环境中保存，收集大鼠两侧颊黏膜的口腔黏膜组织，置于 4% 多聚甲醛中保存。

（四）口腔黏膜组织切片检查

与本书第三章相同。

（五）免疫组化

参照本书第四章。一抗稀释比例分别为：IL-6（1：500，NB600-1131，Novus，CO，USA）；IL-1β（1：500，NB600-633，Novus，CO，USA）。

（六）酶联免疫吸附试验

参照本书第三章。

（七）神经递质检测

参照本书第三章。

（八）口腔微生物组学研究

本章采用了第三代测序（TGS）技术用于微生物组成分析。与第二代16S rRNA测序技术相比，TGS技术的优势在于读数更长，同时可以在不扩增的情况下检测分离的基因组DNA，并产生高质量的基因组组合[269]。使用PowerSoil DNA分离试剂盒提取冷冻拭子样本中的口腔菌群基因组DNA。使用细菌引物27F（5'-AGRGT-TYGATYMTGGCTCAG-3'）和1492R（5'-RGYTACCTTGTTACGACTT-3'）对16S rRNA全长基因进行PCR扩增。PCR扩增反应体系见表5-2，PCR反应条件见表5-3。

表5-2 PCR反应体系

试剂名称	用量（μL）
基因组DNA	1.5
Nuclease-free water	10.5
KOD OneTM PCR Master Mix	15
barcode引物对	3
总体系	30

表5-3 PCR反应条件

温度	时间	备注
95 ℃	2 min	—
98 ℃	10 s	
55 ℃	30 s	25 cycles
72 ℃	90 s	

续上表

温度	时间	备注
72 ℃	2 min	—
4 ℃	保持	—

对 PCR 产物进行纯化、定量和混样，通过 SMRTbell Template Prep 试剂盒对混合产物进行损伤修复、末端修复及连接接头，然后使用 AMpure PB 磁珠纯化回收从而建立上机文库。使用 PacBio Binding kit（Pacbio，USA）对上机文库进行上机前的结合，使文库结合上 Primer（Pacbio，USA）及 Polymerase（Pacbio，USA）；将最终的反应产物进行 AMpure PB Beads（Pacbio，USA）纯化后置于 Sequel Ⅱ（Pacbio，USA）测序仪上进行上机测序。使用 SMRT Link Version 8.0 获得循环共识测序（CCS）读数（min Passes ≥ 5，min Predicted Accuracy ≥ 0.9）。使用 Lima Version 1.7.0 对 CCS 读数进行条形码识别和长度过滤，使用 UCHIME 8.1 去除嵌合体，使用 USEARCH 10.0 对优化的 CCS 读数进行聚类，根据 97% 的序列相似度生成运算分类单元（OTU），使用 SILVA 细菌 16S rRNA 数据库对这些序列进行注释。

通过 Alpha 指数分析软件（Mothur Version 1.30，http：//www.mothur.org/）计算 α-多样性参数，包括丰度［richness value（OTU numbers）］、系统发育多样性参数（phylogenetic diversity value）、香农指数（Shannon value）、辛普森指数（Simpson value）。基于 Binaryc curtis 距离，应用主坐标分析（PCoA）评估口腔微生物群的 β 多样性。使用 Galaxy 在线工具（http://huttenhower.sph.harvard.edu/galaxy/），应用 LDA 有效尺寸（LEfSe）分析搜索两组之间有统计学差异的生物标志物。在物种水平上，LDA 得分大于 2 且 $P < 0.05$（Wilcoxon 秩和检验）的微生物被认为是不同丰度的分类群。

（九）肠道微生物组学研究

通过粪便样本对肠道菌群进行分析。

（十）血清代谢组学研究

采用 ACQUITY UPLC HSS T3 C_{18} 色谱柱（Waters，2.1 mm × 100 mm，1.8 μm）对样品进行分离。流动相 A 为含 0.1% 甲酸的水，流动相 B 为含 0.1% 甲酸的乙腈。梯度洗脱条件为：0～1.5 min，1%B；1.5～13 min，1%～99%B；13～16.5 min，99%B；16.5～17 min，99%～1%B；17～20 min，1%B。样品制备、质谱检测和数据分析等参照本书第四章。

（十一）舌蛋白质组学研究

称取约 50 mg 舌组织，加入 500 μL 预冷的 RIPA，在冰浴中进行组织匀浆，孵育 10 min（4 ℃），再次在冰浴中匀浆，孵育 30 min（4 ℃）后用超声波细胞破碎仪破碎聚团的核苷（40 W，每次超声 5 s，间隔 20 s，重复 5 次），超声振荡后再孵育约 20 min，离心（10000 r/min，10 min），取上清液。用 BCA 法对总蛋白定量，线性最高点设置为 1 mg/mL，各样本稀释 10 倍后检测。取 100 μg 上清液蛋白，用 50 mmol/L 碳酸氢铵稀释到 100 μL，加入 4 倍体积的预冷丙酮，沉淀过夜，离心（15000 r/min，30 min，4 ℃），弃上清液。用 500 μL 预冷丙酮洗涤沉淀，然后用 500 μL 70% 预冷乙醇洗涤 1 次，最后再用 500 μL 预冷丙酮洗涤 1 次。将洗好的蛋白沉淀在通风橱中挥发掉残余的丙酮，用 25 μL 尿素（8 mol/L）复溶蛋白样本。将复溶的样本加入 50 mmol/L 的 DTT 至终浓度为 2 mmol/L，混匀后，于 30 ℃ 条件下反应 90 min。加入 50 mmol/L 的 IAA 至终浓度为 10 mmol/L，室温避光反应 40 min。用 50 mmol 碳酸氢铵稀释样本，使尿素终浓度为 0.7 mmol/L。加入 Trypsin（Trypsin：总蛋白 = 1 : 50，w/w），用封口膜密封好样本防止挥发，37 ℃ 酶解过夜。过夜后，加入 10% TFA 至终浓度为 0.4% 以终止酶解反应。使用 Pierce C_{18} Spin Columns 对样本进行脱盐处理，处理方法严格按照脱盐柱使用操作说明进行。将脱盐后的滤液冷冻干燥，用 25 μL 0.1% 甲酸复溶，离心（13000 r/min，10 min，4 ℃），取上清液进样。

液相采用 Dionex Ultimate 3000 系统，色谱分离采用 Acclaim PepMap™ RSLC 柱（75 μm × 15 cm，nanoViper C_{18}，2 μm，10 nm）。流动相 A 和 B 分别为 0.1% 甲酸水溶液和 80% 乙腈水溶液（0.1% 甲酸）。洗脱梯度条件：0～3 min，3% B；3～7 min，3%～8% B；7～72 min，8%～36% B；72～80 min，36%～44% B；80～85 min，44%～99% B；85～95 min，99% B；95～95.1 min，99%～3% B；95.1～105 min，3% B。流速为 0.4 μL/min，进样体积为 5 μL。

质谱检测系统为 Thermo Scientific Q Exactive™ HF，采用数据依赖性采集（DDA）模式，总分析时长为 105 min。正离子扫描方式，一级扫描范围为 m/z 350～1500，分辨率为 60000，AGC 为 $3e^6$，最大离子注入时间（max IT）为 20 ms。一级扫描中强度最高的 20 个离子经四极杆筛选后，使用 HCD 裂解后进行碎片离子扫描，四极杆隔离窗口（isolation window）m/z 为 1.6，标准化碰撞能（NCE）为 27%，AGC 为 $5e^4$，max IT 为 45 ms。二级扫描固定最小 m/z 为 10（fixed first mass），分辨率为 15000。

使用 Proteome Discoverer 软件（Version 2.4.1.15，Thermo Fisher Scientific）进行蛋白鉴定和定量分析，蛋白质序列数据库选择 uniprot-Rattus + norvegicus – 10116 – 2020 – 10. fasta，使用 Sequest HT 搜库引擎，其他参数使用默认设置参数。两组间蛋白的变化倍数（fold change）大于 1.5 或小于 0.67，且满足 $P < 0.05$ 的蛋白被确定为差异表达蛋白。通过 STRING 数据库（https：// string-db. org/）对差异表达蛋白进行蛋白间相互作用（PPI）分析。通过 GeneTrail 在线工具（http：//genetrail. bioinf. uni-sb. de/）对差异表达蛋白进行生物过程分析和 KEGG 通路富集分析。

（十二）角蛋白表达验证

将已知总蛋白浓度的蛋白上清液稀释到统一浓度（5 μg/μL），把 SDS-PAGE 蛋白上样缓冲液和蛋白上清液按照 1∶4 的比例混匀，在 100 ℃ 条件下孵育 10 min，轻微涡旋混匀，冷却至室温上样。按照 10% TGX stain-free fastcast acrylamide 试剂盒（Bio-rad）说明书操作，配制 SDS-PAGE 凝胶，使用插入 15 孔梳齿的 1.5 mm 厚度 mini 胶板，室温放置使其完全凝固，备用。预染彩色蛋白 Maker 每孔 5 μL，每孔样品蛋白上样量为 20 μg。电泳分离胶使条带分离，然后将蛋白条带电转至 PVDF 膜（每个夹心结构 1.3 A 恒流半干转 10 min）。将转好蛋白的 PVDF 膜浸没在 1 × TBST 中，快速摇动洗膜 3 次，每次 10 min，加入封闭液（1 × TBST 溶液配制而成的 5% 脱脂奶粉）室温条件下缓慢摇动 2 h，用 TBST 溶液洗膜 3 次。配制一抗 Anti-Cytokeratin 14 抗体（1∶2000）、Anti-Cytokeratin 15 抗体（1∶2000）和重组 Anti-GAPDH 抗体（1∶5000），一抗慢摇孵育过夜（4 ℃）。用 TBST 溶液洗去 PVDF 膜上残余的一抗孵育液。加入二抗孵育液（1∶5000），室温摇床上缓慢摇动 1 h，用 TBST 溶液洗膜 3 次，浸入新的 TBST 溶液中防止 PVDF 膜挥干。在 ECL 发光液（A 液∶B 液 = 1∶1）中摇动孵育 10 s，使用 Tanon 5200 天能化学发光成像系统拍照检测，通过 ImageJ 软件处理拍照数据。

（十三）多组学整合分析

使用加权基因共表达网络分析（WGCNA）实现蛋白质组学、代谢组学、口腔与肠道微生物以及生化指标数据的整合关联分析。对于代谢组学和蛋白质组学数据，将两组间（正常组 vs CSD 组；CSD 组 vs KYQG 组）的差异代谢物和差异表达蛋白数据用 R 软件包（WGCNA 1.70 – 3）分别进行 WGCNA 分析[186]。选择合适的软阈值（soft-thresholding powers）使得代谢物和蛋白质的共表达关系符合无尺度网络分布。模块识别通过 WGCNA 1.70 – 3 包中的 blockwiseModules 函数实现。代谢物模块和蛋白质模块的最小模块大小分别设定为 5 和 20。每个模块的特征向量值（module eigenvalue）代表了模块表达水平的整体变化，通过各模块的特征向量值进行模块之间以及模块与表型数据（差异菌种和生化指标）间的关联分析。利用 GeneTrail 在线工具（http：// genetrail. bioinf. uni-sb. de/）对被识别为 WGCNA 模块的差异表达蛋白质进行 KEGG 通路富集分析。然后通过 WGCNA 1.70 – 3 包中的 export Network To Cytoscape 函数构建模块网络，并导出到 Cytoscape_3.7.2 软件可视化网络。使用 Cytoscape 软件中的 cytoHubba 插件，选择 Maximal Clique Centrality（MCC）算法分析每个模块网络中的核心蛋白和核心代谢物。

（十四）统计分析

所有实验数据以均值 ± 标准差（$\bar{x} \pm s$）表示。统计分析采用 GraphPad Prism 8 软件，在样本总体方差齐的情况下，以 t 检验或单因素方差分析（one-way ANOVA）和 Dunnett 检验进行组间差异比较；在样本总体方差不齐的情况下，采用 Kruskal-Wallis 检验或 Mann-Whitney 检验进行差异显著性分析，$P < 0.05$ 表示有统计学差异。

【实验结果】

（一）口炎清颗粒对口腔黏膜组织的影响

如图 5 - 2 所示，正常组、CSD 组和口炎清颗粒组均显示出表皮完整，形态正常。然而，CSD 组中固有层及肌层局部见较多炎性细胞散在浸润，包括淋巴细胞、肥大细胞等（黑色箭头），血管腔内见较多白细胞，且血管周围炎性细胞环状浸润，形成血管袖套（红色箭头），未见其他明显异常；CSD 组与正常组和口炎清颗粒组比较，表现出一定的炎症反应，说明口炎清颗粒有效干预了慢性睡眠剥夺诱导的口腔炎症反应。

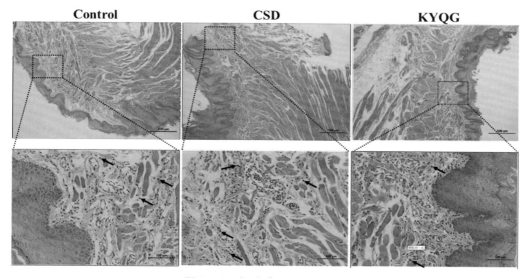

图 5 - 2　颊黏膜组织 HE 染色

（二）口炎清颗粒对口腔黏膜组织炎症因子表达的影响

如图 5 - 3 所示，与正常组比较，CSD 组口腔黏膜组织中 IL - 6 和 IL - 1β 表达升高，说明慢性睡眠剥夺导致了口腔黏膜的炎症反应。与 CSD 组比较，口炎清颗粒组中 IL－6 表达显著降低，IL－1β 表达无显著变化，但有一定降低的趋势，说明口炎清颗粒能够抑制慢性睡眠剥夺引起的口腔炎症。

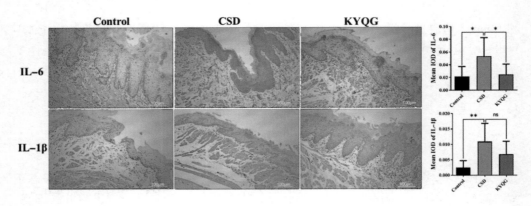

图 5－3　口腔黏膜组织中 IL－6 和 IL－1β 的表达

注：$^* P < 0.05$，$^{**} P < 0.01$。

（三）口炎清颗粒对炎症因子的影响

如图 5－4 所示，与正常组比较，CSD 组血清中 IL－6、IL－1β 和 TNF-α 水平升高，IL－10 水平降低；与 CSD 组比较，口炎清颗粒组中 IL－6、IL－1β 水平降低，IL－10 水平升高，TNF-α 水平无显著性下降。结果表明，慢性睡眠剥夺使机体中促炎因子水平升高，抑炎因子 IL－10 降低，口炎清颗粒能够抑制促炎因子 IL－6 和 IL－1β 产生，促进抑炎因子 IL－10 的产生。

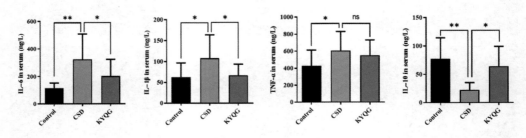

图 5－4　口炎清颗粒对血清炎症因子的影响

注：$^* P < 0.05$，$^{**} P < 0.01$。

（四）口炎清颗粒对免疫球蛋白、MMP－9 和 8－OHdG 的影响

如图 5－5 所示，各组间血清中 IgM、IgA 和 IgG 水平无显著性变化，说明慢性睡眠剥夺和口炎清颗粒干预不会对大鼠血清中 IgM、IgA 和 IgG 水平有显著影响。

与正常组比较，CSD 组血清中 MMP‑9 和 8‑OHdG 水平升高；与 CSD 组比较，口炎清颗粒组血清中 MMP‑9 和 8‑OHdG 水平降低，说明口炎清颗粒能够抑制慢性睡眠剥夺引起的 MMP‑9 和 8‑OHdG 水平的升高。

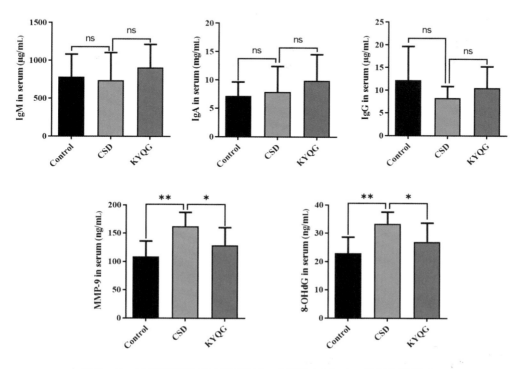

图 5‑5　口炎清颗粒对免疫球蛋白、MMP‑9 和 8‑OHdG 的影响

注：$^{*} P < 0.05$，$^{**} P < 0.01$。

（五）口炎清颗粒对内分泌的影响

如图 5‑6 所示，与正常组比较，CSD 组血清中促肾上腺皮质激素（ACTH）、皮质酮（CORT）和三碘甲状腺原氨酸（T3）水平升高；与 CSD 组比较，口炎清颗粒组中 ACTH、CORT 和 T3 水平降低。该结果表明，慢性睡眠剥夺使大鼠血清中 ACTH、CORT 和 T3 水平升高，口炎清颗粒能够抑制这 3 种激素的升高，有效恢复慢性睡眠剥夺导致的下丘脑‑垂体‑肾上腺（HPA）轴和下丘脑‑垂体‑甲状腺（HPT）轴的功能失调。

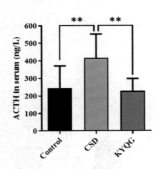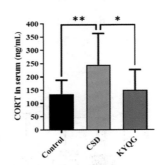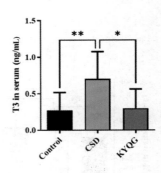

图 5 - 6　口炎清颗粒对内分泌的影响

注：$^*P < 0.05$，$^{**}P < 0.01$。

（六）口炎清颗粒对神经递质的影响

如图 5 - 7 所示，与正常组比较，CSD 组血清中 5 - HT 和 GABA 水平降低，脑组织中 5 - HT 和 GABA 水平无显著变化；与 CSD 组比较，口炎清颗粒组血清和脑组织中 5 - HT 和 GABA 水平无显著变化。该结果表明慢性睡眠剥夺使血清 5 - HT 和 GABA 水平降低，口炎清颗粒无明显干预作用。整个脑组织中 5 - HT 和 GABA 水平没有发生显著变化。

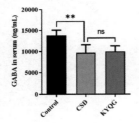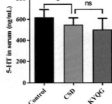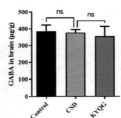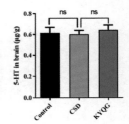

图 5 - 7　口炎清颗粒对神经递质的影响

注：$^*P < 0.05$，$^{**}P < 0.01$。

（七）口炎清颗粒对口腔微生物的影响

α 多样性反映了单个样品物种丰度（richness）及物种多样性（diversity），包括多种指标：OTU 数量（OTUs）、Chao1、Ace、Shannon 和 Simpson 指数。OTU 数量（OTUs）、Chao1 和 Ace 指数反映了物种丰度即物种数量的多少。Shannon 和 Simpson 指数反映了样品群落中的物种丰度和物种均匀度。相同物种丰度的情况下，具有多样性的群落，其物种具有更大的均匀度。Shannon 指数值越大，Simpson 指数值越小，说明样品的物种 α 多样性越高。如图 5 - 8 所示，3 组样品间的 OTUs、

Chao1、Ace、Shannon 和 Simpson 指数均无显著性差异，说明慢性睡眠剥夺和口炎清颗粒干预对大鼠口腔菌群 α 多样性无显著影响。

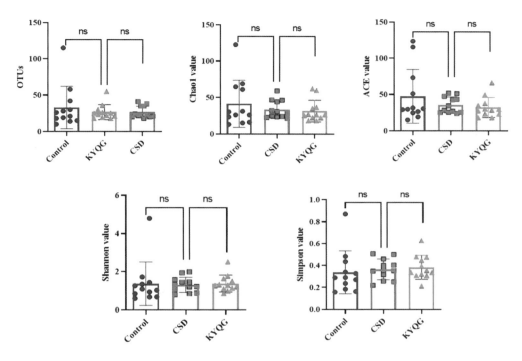

图 5－8　口腔菌群 α 多样性分析

ns：无显著差异。

　　β 多样性反映了菌群的整体构成。通过主坐标分析（principal coordinates analysis，PCoA），对数据进行降维处理以评价菌群的 β 多样性。以基于 Bray-curtis 距离的算法对口腔菌群 OTU 丰度数据进行 PCoA 分析，如图 5－9 所示，各组间具有一定的分离趋势。基于 PERMANOVA 检验判断两组间的样品整体组成是否存在显著性差异，正常组与 CSD 组比较，P 值为 0.003；口炎清颗粒组与 CSD 组比较，P 值为 0.022，说明慢性睡眠剥夺和口炎清颗粒干预使口腔菌群的整体组成发生了显著变化。

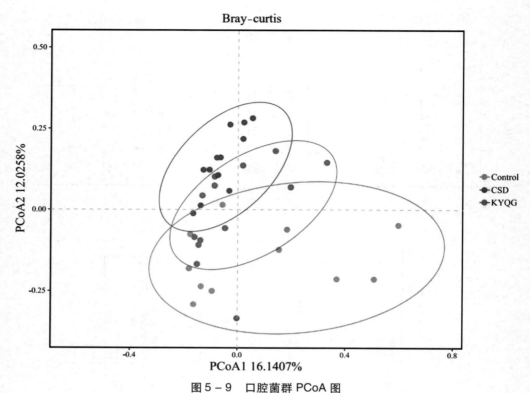

图 5－9　口腔菌群 PCoA 图

　　如图 5－10 所示，口腔菌群在门水平上，变形菌门（*Proteobacteria*）相对丰度最高，其次是放线菌门（*Actinobacteria*）和厚壁菌门（*Firmicutes*）。在种水平上，*Rodentibacter ratti* 菌相对丰度最高，其次是 *Rothia nasimurium* 菌。

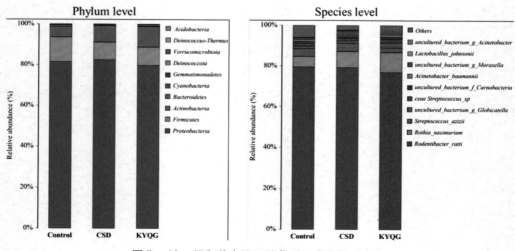

图 5－10　门和种水平口腔菌群组成及相对丰度

　　通过线性判别分析效应大小（linear discriminant analysis effect size，LEfSe）方法，发现了组间存在显著性差异的菌种。如图 5 – 11 所示，正常组和 CSD 组间的差异菌种有 *uncultured_bacterium_g_Acinetobacter* 等 11 个。如图 5 – 12 所示，口炎清颗粒组与 CSD 组间有 *uncultured bacterium g_Moraxella* 等 3 种差异菌种。如图 5 – 13 所示，口炎清颗粒干预回调的菌种为 *uncultured bacterium g_Moraxella* 和 *Kurthia* sp. 菌，能够降低大鼠口腔中两者的丰度。

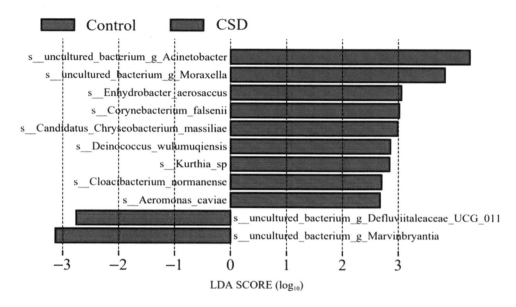

图 5 – 11　正常组与 CSD 组间 LEfSe 分析

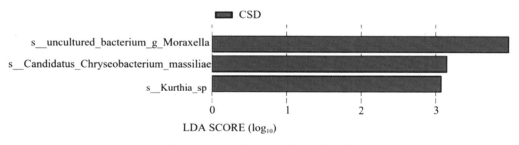

图 5 – 12　口炎清颗粒组与 CSD 组间 LEfSe 分析

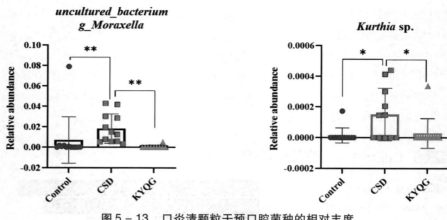

图 5 – 13 口炎清颗粒干预口腔菌种的相对丰度

注：$^*P<0.05$；$^{**}P<0.01$。

（八）口炎清颗粒对肠道微生物的影响

α 多样性分析结果如图 5 – 14 所示，各组间 OTU 数量（OTUs）、Chao1、Ace、Shannon 和 Simpson 指数均无显著性差异，说明慢性睡眠剥夺和口炎清干预对大鼠肠道菌群 α 多样性无明显影响。

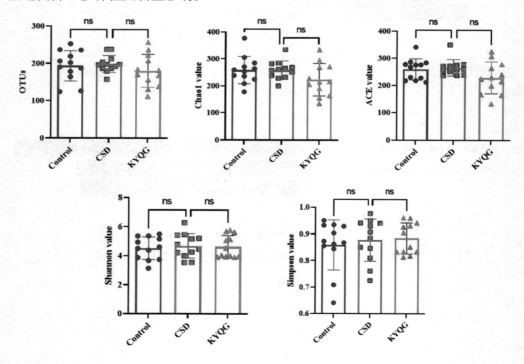

图 5 – 14 肠道菌群 α 多样性分析

注：ns：无显著性差异。

基于 Bray-curtis 距离算法对 OUT 丰度数据进行 PCoA 分析，结果如图 5 – 15 所示，表明各组间具有一定分离趋势。基于 PERMANOVA 检验判断不同组的样品整体组成是否存在显著差异，正常组与 CSD 组比较，P 值为 0.003；口炎清颗粒组与 CSD 组比较，P 值为 0.001，说明慢性睡眠剥夺和口炎清颗粒干预使肠道菌群的整体组成发生了变化。

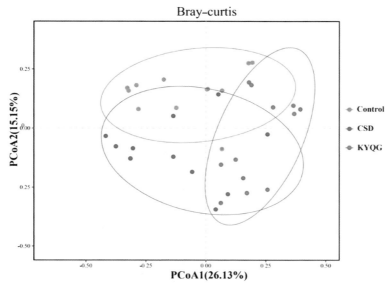

图 5 – 15 肠道菌群 PCoA 图

肠道菌群物种相对丰度分析结果如图 5 – 16 所示。肠道菌群在门水平上，拟杆菌门（*Bacteroidetes*）、厚壁菌门（*Firmicutes*）和疣微菌门（*Verrucomicrobia*）所占比例最高。肠道菌群在种水平上，*Akkermansia muciniphila*、*Lactobacillus murinus* 和 *uncultured_bacterium_f_Muribaculaceae* 菌总体丰度较高，为优势菌种。

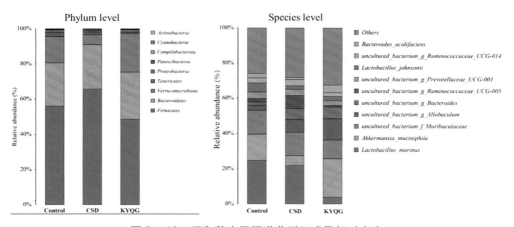

图 5 – 16 门和种水平肠道菌群组成及相对丰度

通过 LEfSe 法在种水平上发现组间存在显著差异的菌种。如图 5 - 17 所示，正常组和 CSD 组的差异菌种有 *Akkermansia muciniphila*、*g_Ruminococcaceae_UCG*-005 和 *g_Lachnospiraceae_NK4B4* 等 27 个。如图 5 - 18 所示，口炎清颗粒组与 CSD 组比较有 30 种差异菌种。如图 5 - 19 所示，口炎清干预回调的菌种有 7 种，能够抑制 *Ruminococcus bromii*、*g_Lachnospiraceae_UCG*-006、*g_Ruminococcaceae_UCG*-005、*Candidatus* Soleaferrea、Helicobacter_ganmani 菌的丰度；能够增加 *Akkermansia muciniphila* 和 *Prevotellaceae_NK3B31_group* 菌的丰度。

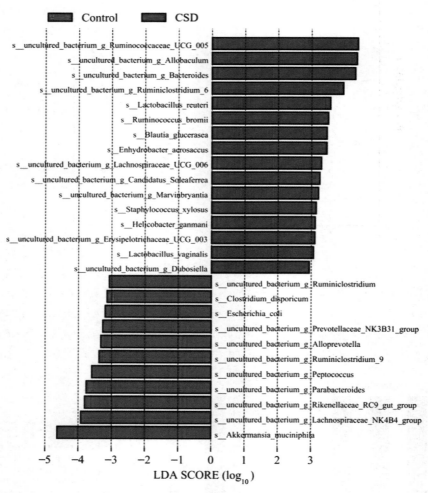

图 5 - 17　正常组与 CSD 组间 LEfSe 分析

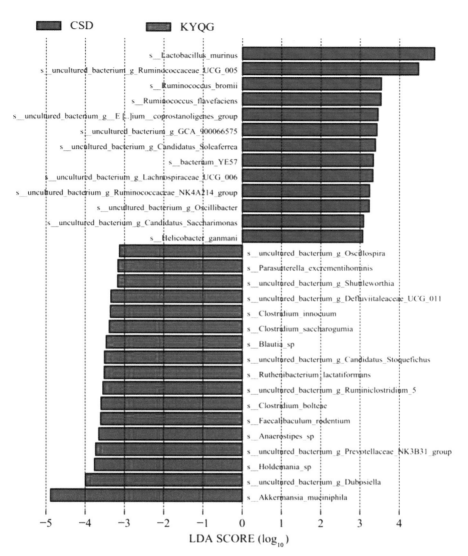

图 5 – 18 口炎清颗粒组与 CSD 组间 LEfSe 分析

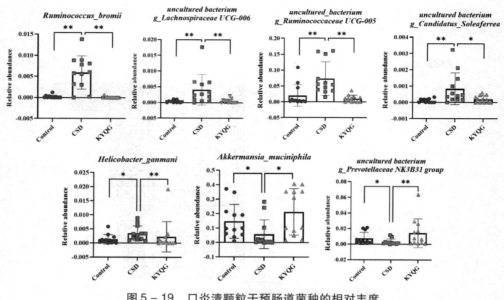

图 5 - 19   口炎清颗粒干预肠道菌种的相对丰度

注：$^{*}P < 0.05$，$^{**}P < 0.01$。

（九）Spearman 相关分析

将口炎清颗粒干预的差异菌种与其干预的生化指标进行 Spearman 相关分析。如图 5 - 20 所示，在口腔微生物中，*uncultured bacterium g_Moraxella* 与 IL - 6、IL - 10、8 - OHdG、MMP - 9、CORT、ACTH 和 T3 具有显著相关性，*Kurthia* sp. 与 IL - 1β、IL - 10 和 8 - OHdG 显著相关。在肠道微生物中，*Akkermansia muciniphila* 和 *Ruminococcus bromii* 等也与多个指标有显著相关性。

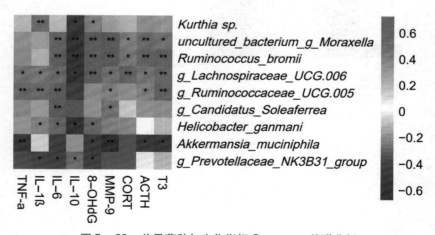

图 5 - 20   差异菌种与生化指标 Spearman 关联分析

注：$^{*}P < 0.05$，$^{**}P < 0.01$。

（十）代谢组学研究

通过正交偏最小二乘法判别分析（OPLSDA）评估正常组、CSD 组和口炎清颗粒组的血清代谢轮廓特征。如图 5 – 21 和图 5 – 22 所示，在正、负离子模式的 OPLSDA 得分图中，正常组、CSD 组和口炎清颗粒组之间明显分离，表明各组之间存在不同的代谢特征。用置换检验来验证 OPLSDA 模型，避免其过渡拟合。置换检验随机模型的 Q^2 和 R^2Y 值均小于原模型的值，Q^2 的回归线与纵轴的截距小于零，说明原模型具有良好的稳健性和可靠性，不存在过拟合现象。V + S-plot 图整合了投影变量重要度（VIP）和相关系数，代表了区分正常组和 CSD 组、口炎清颗粒组和 CSD 组的贡献。

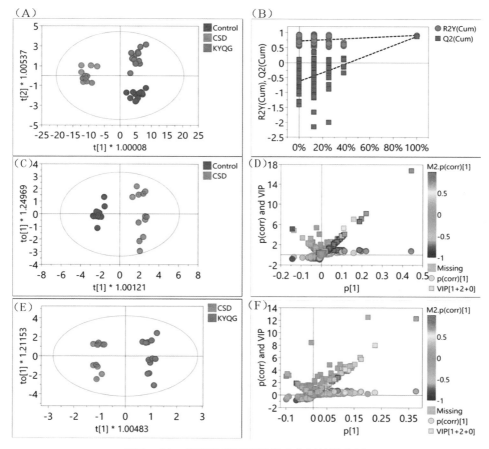

图 5 – 21　代谢组学正离子模式多元统计分析

注：（A）正常组、CSD 组和口炎清颗粒组 OPLSDA 模型得分图；（B）正常组、CSD 组与口炎清
　　颗粒组 OPLSDA 模型 Permutation 检验；（C）、（D）正常组与 CSD 组的 OPLSDA 模型得分图和
　　V + S-plot 图；（E）、（F）口炎清颗粒组与 CSD 组 OPLSDA 模型得分图和 V + S-plot 图。

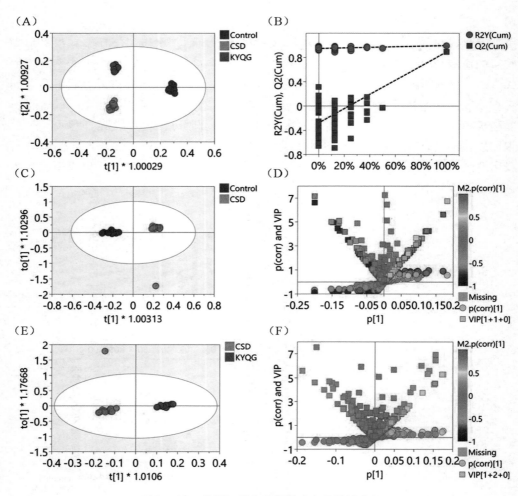

图 5 - 22　代谢组学负离子模式多元统计分析

注：（A）正常组、CSD 组和口炎清颗粒组 OPLSDA 模型得分图；（B）正常组、CSD 组与口炎清
　　颗粒组 OPLSDA 模型 Permutation 检验；（C）、（D）正常组与 CSD 组 OPLSDA 模型得分图
　　和 V + S-plot 图；（E）、（F）口炎清颗粒组与 CSD 组 OPLSDA 模型得分图和 V + S-plot 图。

　　满足 VIP > 1.0，$P < 0.05$ 条件的代谢物被确定为差异代谢物，将差异代谢物通过火山图进行可视化（图 5 - 23）。正离子模式下，CSD 组和正常组比较共鉴定出 33 个差异代谢物（图 5 - 24），口炎清颗粒组和 CSD 组比较鉴定出 13 个差异代谢物（图 5 - 25）。负离子模式下，CSD 组和正常组比较共鉴定出 55 个差异代谢物（图 5 - 26），口炎清颗粒组和 CSD 组比较鉴定出 23 个差异代谢物（图 5 - 27）。口炎清颗粒干预回调的代谢物共有 18 个（图 5 - 28）。将口炎清颗粒干预回调的代谢物进行 KEGG 通路分析。结果显示，口炎清颗粒干预治疗过程共涉及 8 条代谢通

路，包括甘油磷脂代谢，花生四烯酸代谢，戊糖和葡萄糖醛酸的相互转化作用代谢和类固醇激素生物合成代谢通路（图 5 - 29）。图 5 - 30 对涉及的代谢通路间的关系做了总结。其中，甘油磷脂代谢通路和花生四烯酸代谢通路可能在口炎清颗粒抑制慢性睡眠剥夺诱导的口腔炎症反应中发挥重要作用。

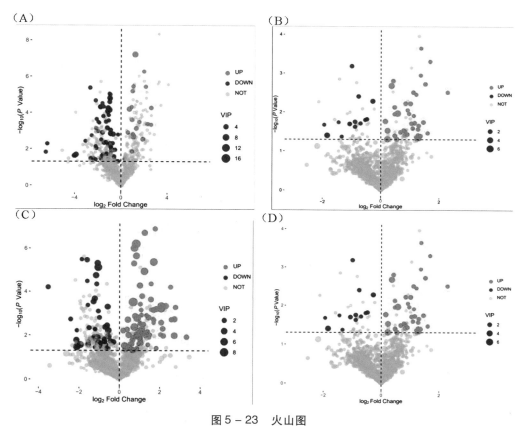

图 5 - 23　火山图

注：正离子模式下：（A）正常组 vs CSD 组；（B）口炎清颗粒组 vs CSD 组。负离子模式下：（C）正常组 vs CSD 组；（D）口炎清颗粒组 vs CSD 组。

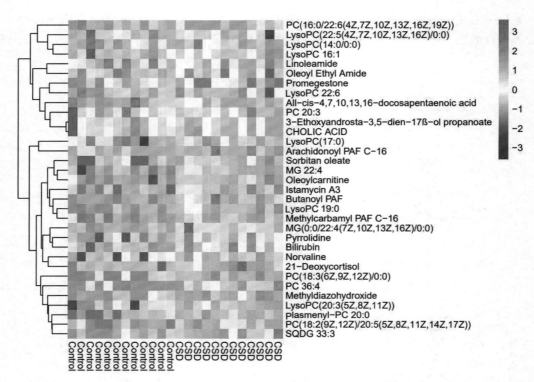

图 5 - 24　正离子模式正常组与 CSD 组差异代谢物热图

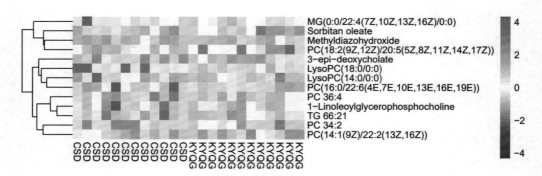

图 5 - 25　正离子模式口炎清颗粒组与 CSD 组差异代谢物热图

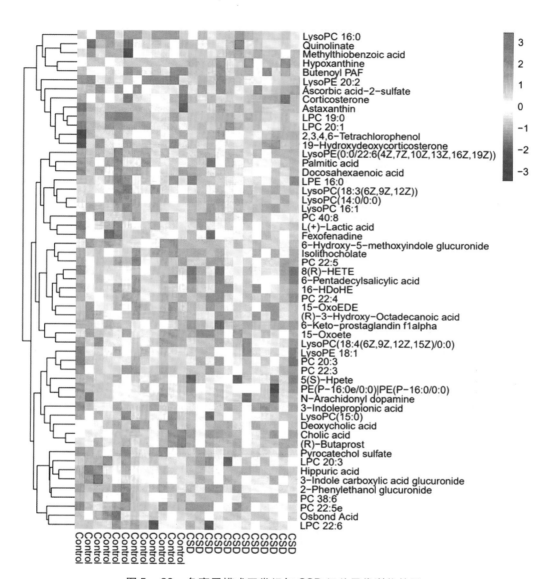

图 5 – 26　负离子模式正常组与 CSD 组差异代谢物热图

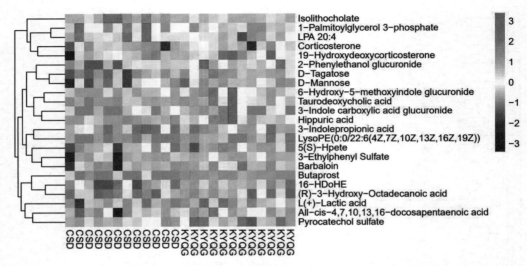

图 5 - 27 负离子模式口炎清颗粒组与 CSD 组差异代谢物热图

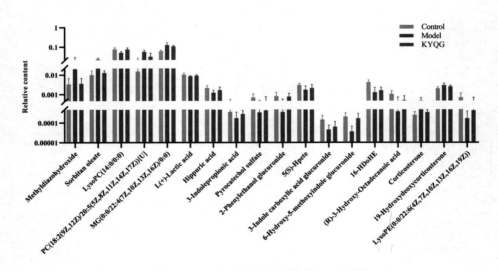

图 5 - 28 口炎清干预回调的差异代谢物

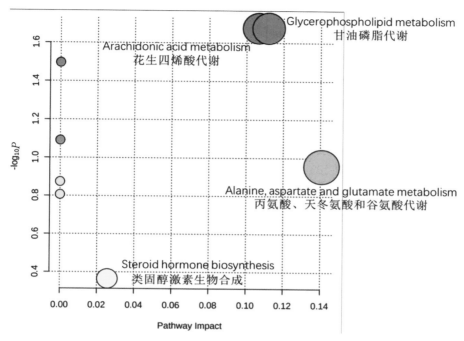

图5-29 代谢通路富集分析结果气泡图

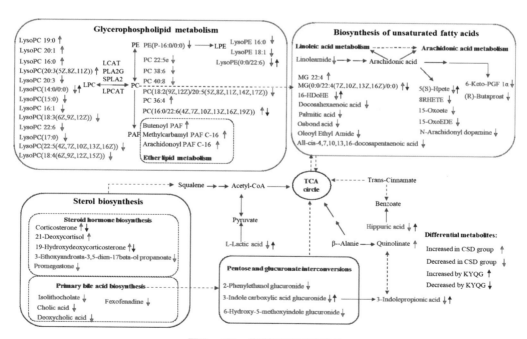

图5-30 代谢通路网络总结

（十一）蛋白质组学研究

通过 Proteome Discoverer 软件共鉴定到 3089 种蛋白，舍弃缺失值超过一半的蛋白后，保留得到 2667 种蛋白。CSD 组与正常组比较得到 322 种差异表达蛋白，其中上调蛋白 166 种，下调蛋白 155 种。口炎清颗粒组与 CSD 组比较得到 143 种差异蛋白，其中上调蛋白 70 种，下调蛋白 73 种。口炎清颗粒干预回调的蛋白有 27 种（表 5 - 4）。分别将两组之间的差异蛋白进行 PPI 分析，两组差异蛋白的 PPI 富集 P 值（enrichment P-value）均小于 $1.0e^{-16}$，说明慢性睡眠剥夺和口炎清干预引起的差异表达蛋白间均具有较强的生物相互作用，正常组与 CSD 组间的差异蛋白 PPI 网络见图 5 - 31，口炎清颗粒组与 CSD 组间的差异蛋白 PPI 网络见图 5 - 32。

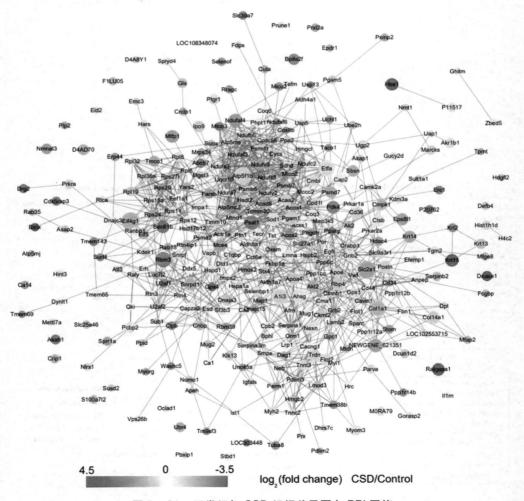

图 5 - 31　正常组与 CSD 组间差异蛋白 PPI 网络

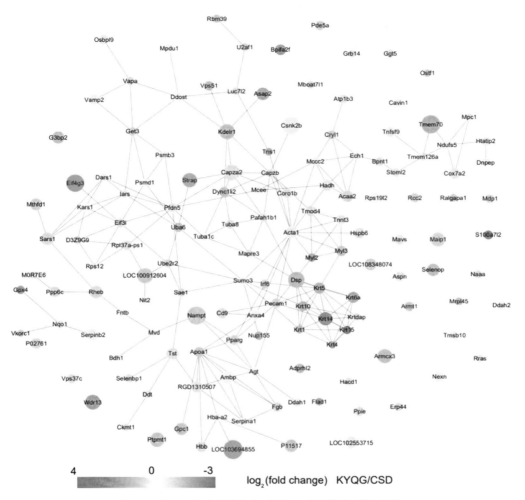

图 5 - 32　口炎清颗粒组与 CSD 组差异蛋白 PPI 网络

表 5 - 4　口炎清颗粒干预蛋白

Uniprot ID	基因名	蛋白名
A0A0G2JZ73	Serpina1	Alpha－1－antiproteinase
A0A0G2K808	Asap2	ArfGAP with SH3 domain，ankyrin repeat and PH domain 2
B2RYP6	Luc7l2	LUC7－like 2（S. cerevisiae）
D3Z9U8	S100a7l2	S100 calcium-binding protein A7－like 2
D4A197	Mcee	Methylmalonyl CoA epimerase
F1LPD0	LOC108348074	Collagen alpha－1（XV）chain-like
F1LRJ9	Selenbp1	Methanethiol oxidase，EC 1. 8. 3. 4
F8WFK6	Gpx4	Glutathione peroxidase

续上表

Uniprot ID	基因名	蛋白名
G3V8B6	Psmd1	26S proteasome non-ATPase regulatory subunit 1
G3V9U2	Acaa2	3 – ketoacyl-CoA thiolase，mitochondrial
O88275	Pparg	Peroxisome proliferator-activated receptor gamma
P11517	P11517	Hemoglobin subunit beta – 2
P24329	Tst	Thiosulfate sulfurtransferase
P29524	Serpinb2	Plasminogen activator inhibitor 2
P85125	Cavin1	Caveolae-associated protein 1
Q3KR55	U2af1	RCG60540，isoform CRA_a
Q3T1K5	Capza2	F-actin-capping protein subunit alpha – 2
Q569A6	Kdelr1	ER lumen protein-retaining receptor 1
Q5BJP4	Rbm39	RNA binding motif protein 39
Q5XIT9	Mccc2	Methylcrotonoyl-CoA carboxylase beta chain，mitochondrial
Q63550	Bpifa2f	BPI fold-containing family A，member 2F
Q64620	Ppp6c	Serine/threonine-protein phosphatase 6 catalytic subunit
Q6IFV1	Krt14	Keratin，type I cytoskeletal 14
Q6IFV3	Krt15	Keratin，type I cytoskeletal 15
Q6P7Q2	Gpc1	Glypican – 1
Q6PDW1	Rps12	40S ribosomal protein S12
Q9WU82	Ctnnb1	Catenin beta – 1

分别对两组间比较得到的差异表达蛋白进行生物过程（biological process）富集分析。如图 5 – 33 所示，CSD 组与正常组的差异表达蛋白显著富集在线粒体呼吸链复合物 I 组装、脂质稳态和长链脂肪酸转运等生物学过程。在这些显著富集的生物学过程中，伤口愈合（wound healing）、细胞对生长因子刺激的反应（cellular response to growth factor stimulus）、细胞对成纤维细胞生长因子刺激的反应（cellular response to fibroblast growth factor stimulus）等涉及机体组织的修复；氧化还原过程（oxidation-reduction process）、脂肪酸氧化（fatty acid oxidation）、氧化应激反应（response to oxidative stress）等与氧化应激相关。如图 5 – 34 所示，口炎清颗粒组与 CSD 组的差异表达蛋白则显著富集于上皮细胞分化（epithelial cell differentiation）、伤口愈合和细胞因子反应（response to cytokine）等与组织修复愈合相关的生物过程，还富集于氧气运输（oxygen transport）、脂肪酸 β – 氧化（fatty acid beta-oxidation）等与机体氧化相关的生物进程，以及精氨酸代谢过程（arginine metabolic process）等氨基酸代谢等生物过程。

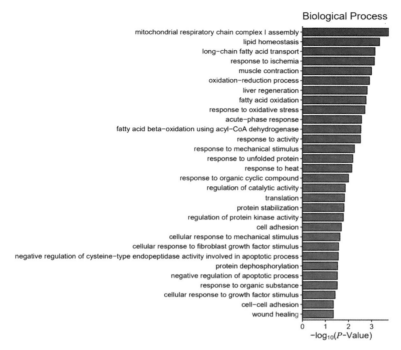

图 5 - 33　正常组与 CSD 组间差异蛋白生物过程分析

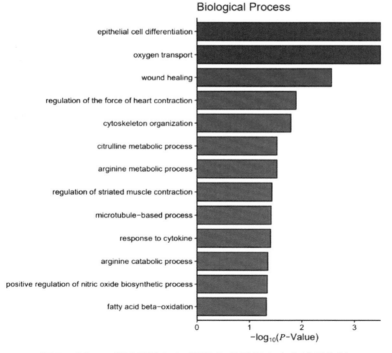

图 5 - 34　口炎清颗粒组与 CSD 组差异蛋白生物过程分析

分别对组间比较得到的差异表达蛋白进行 KEGG 通路富集分析。如图 5 – 35 所示，CSD 组与正常组的差异表达蛋白主要显著富集在阿尔茨海默病（Alzheimer's disease）等神经退变性疾病相关通路，以及非酒精性脂肪肝（non-alcoholic fatty liver disease）、氧化磷酸化（oxidative phosphorylation）等通路。如图 5 – 36 所示，口炎清颗粒组与 CSD 组的差异表达蛋白则主要富集在氨酰-tRNA 的生物合成（aminoacyl-tRNA biosynthesis）、硫代谢（sulfur metabolism）和缬氨酸、亮氨酸和异亮氨酸降解（valine，leucine and isoleucine degradation）等通路。

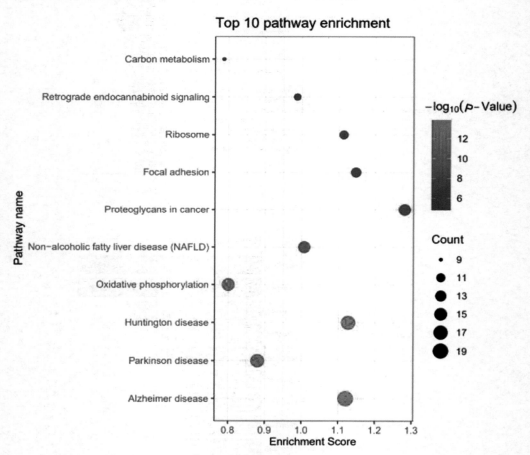

图 5 – 35　正常组与 CSD 组差异蛋白 KEGG 通路富集分析

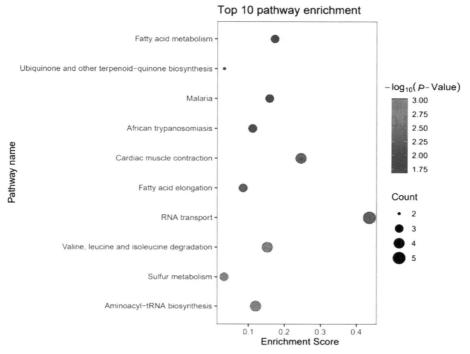

图 5 - 36　口炎清颗粒组与 CSD 组差异蛋白 KEGG 通路富集分析

（十二）口炎清颗粒对角蛋白表达调控作用的验证

角蛋白（keratin）是上皮细胞主要的结构蛋白和分化的标志物，对细胞形态结构的维持以及损伤组织的修复具有重要作用。本章对角蛋白 Krt14 和 Krt15 表达进行了验证，如图 5 - 37 所示，CSD 组与正常组比较，Krt14 和 Krt15 表达降低；口炎清颗粒组与 CSD 组比较，Krt14 和 Krt15 表达升高。该结果表明，慢性睡眠剥夺使角蛋白 Krt14 和 Krt15 表达下调，而口炎清颗粒能够使这两种角蛋白表达上调，提示口炎清颗粒可通过增加角蛋白的表达促进溃疡愈合。

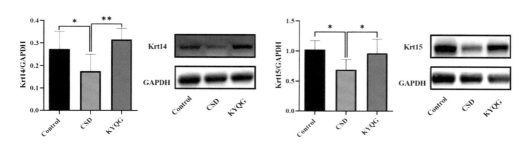

图 5 - 37　口炎清颗粒对角蛋白 Krt14 和 Krt15 表达的影响

注：$^{*}P < 0.05$，$^{**}P < 0.01$。

（十三）多组学整合分析

如图 5 - 38 所示，所有差异代谢物通过聚类得到 5 个代谢物模块（metabolite module，MM）；代谢物模块关联分析结果见图 5 - 39。这些代谢物模块中，与口炎清颗粒调控指标具有最多显著关联的是 MMgreen 代谢物模块［图 5 - 40（A）］。MMgreen 模块口炎清干预的代谢物有马尿酸（hippuric acid）、lysoPC（14 : 0/0 : 0）、pyrocatechol sulfate、2 - phenylethanol glucuronide、3 - indole carboxylic acid glucuronide 和 6 - hydroxy - 5 - methoxyindole glucuronide。MMyellow 模块［图 5 - 40（B）］与炎症因子相关性最强。MMyellow 模块口炎清干预的代谢物有 3 - indolepropionic acid、16-hDoHE 和（R）- 3 - hydroxy-octadecanoic acid。MMgreen 模块的关键代谢物为马尿酸，MMyellow 模块的关键代谢物为 methylthiobenzoic acid。

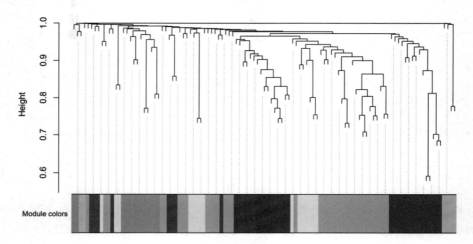

图 5 - 38　差异代谢物聚类树状图

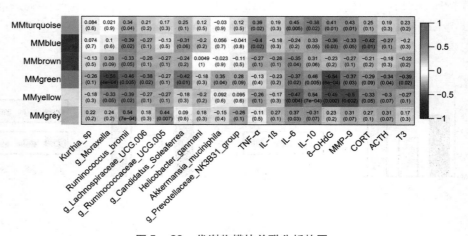

图 5 - 39　代谢物模块关联分析热图

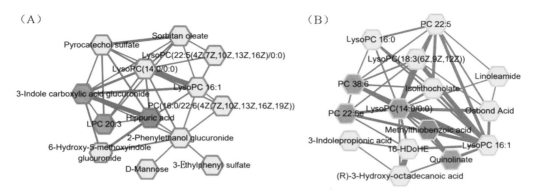

图 5 - 40　代谢物模块网络

注：（A）MMgreen 代谢物模块；（B）MMyellow 代谢物模块。

如图 5 - 41 所示，所有差异表达蛋白聚类得到 9 个蛋白模块（protein module，PM）；蛋白模块关联分析结果见图 5 - 42。与口炎清颗粒调控指标有最多显著关联的是 PMred 蛋白模块 ［图 5 - 43 （A）］，与 *Ruminococcus bromii*、ACTH 和 T2 具有较强的相关性。与 *g_Moraxella* 最相关的蛋白模块是 PMgreen 模块 ［图 5 - 43 （B）］。在 PMred 模块中，口炎清颗粒干预的蛋白有 Psmd1、Krt14、Rbm39、Mcee、Serpina1。在 PMgreen 模块中，口炎清颗粒干预的蛋白有 Ppp6c、Gpc1 和 Bpnt1。PMred 模块的关键蛋白为 Ndufa3、Etfa 和 Psmd1，PMgreen 模块的关键蛋白为 Maip1。

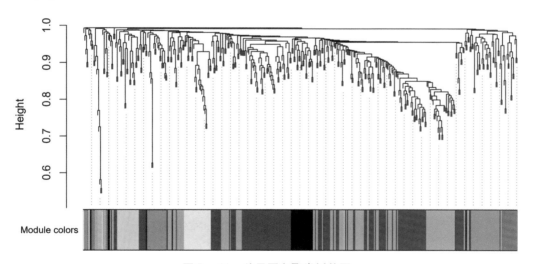

图 5 - 41　差异蛋白聚类树状图

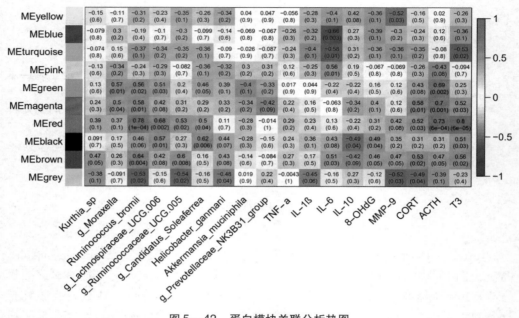

图 5 - 42　蛋白模块关联分析热图

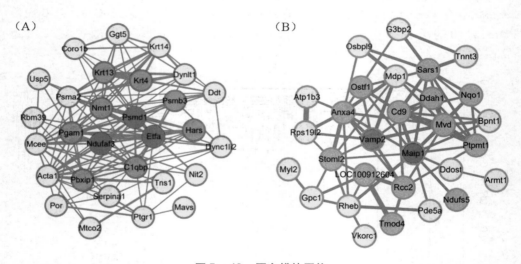

图 5 - 43　蛋白模块网络

注:(A)PMred 蛋白模块;(B)PMgreen 蛋白模块。

如图 5 - 44 所示,代谢物模块和蛋白模块正相关最强的是 PMblue 模块与代谢物 MMturquoise 模块;负相关最强的是 PMturquoise 模块与 MMturquoise 模块,这 3 个模块均与 IL - 6 有较强的相关性,提示这 3 个模块对 IL - 6 具有协同调控作用。

在 MMturquoise 模块中，口炎清颗粒干预回调了 5（S）-Hpete 和 MG ［0：0/22：4（7Z，10Z，13Z，16Z）/0：0］［图 5 - 45（A）］。在 PMturquoise 模块中，口炎清颗粒干预的蛋白有 Gpx4、Krt15、Selenbp1、Bpifa2f、Asap2、Tst、Cavin1、U2af1、Capza2、Rps12 和 Acaa2［图 5 - 45（B）］。在 PMblue 模块中，口炎清颗粒干预的蛋白有 H4c2、H4f16、Hist1h4m［图 5 - 45（C）］。MMturquoise 模块的核心代谢物为 1 - linoleoylglycerophosphocholine 和 MG 22：4，PMblue 模块的核心蛋白为 Cmbl 和 Parva，PMturquoise 模块的核心蛋白为 Drg2。

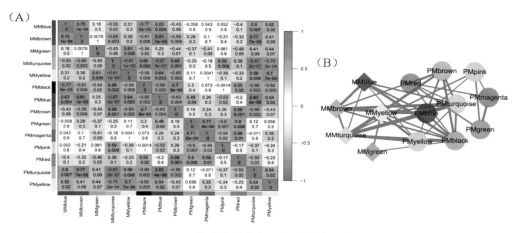

图 5 - 44　代谢物模块与蛋白质模块关联分析

注：（A）代谢模块与蛋白模块关联分析热图；（B）模块关联网络。

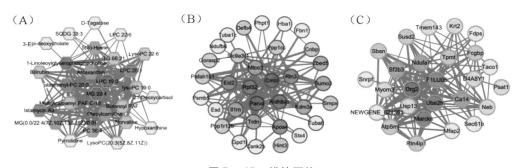

图 5 - 45　模块网络

注：（A）MMturquoise 代谢物模块；（B）PMblue 蛋白模块；（C）PMblue 蛋白模块。

（十四）本章小结

本章研究发现慢性睡眠剥夺可以直接导致口腔炎症反应，口炎清颗粒能够抑制慢性睡眠剥夺诱导的口腔炎症。通过多组学研究，从血清代谢表型、舌蛋白质表达、口腔及肠道微生物的角度探究了口炎清颗粒对慢性睡眠剥夺诱导口腔炎症反应的抑制作用，有助于进一步解析口炎清颗粒抑制睡眠剥夺引起的口腔溃疡的网络调控机制。

大鼠遭受慢性睡眠剥夺后，颊黏膜病理组织表现出炎症反应。免疫组化结果也表明颊黏膜上皮组织中 IL-6 和 IL-1β 的表达升高，说明慢性睡眠剥夺诱导了口腔炎症反应。给予口炎清颗粒治疗的大鼠口腔炎症反应减轻，说明口炎清颗粒有效抑制了该炎症反应。同时，慢性睡眠剥夺导致血清中 IL-1β 和 IL-6 等促炎性细胞因子水平升高以及抑炎性细胞因子 IL-10 减少，表明慢性睡眠剥夺不仅刺激了促炎因子的释放，也抑制了抑炎因子的释放。口炎清颗粒可有效干预慢性睡眠剥夺引起的炎症因子水平变化，减轻机体炎症水平。血清代谢组学研究结果表明，慢性睡眠剥夺后花生四烯酸代谢通路和甘油磷脂代谢通路表现出失调状况。花生四烯酸代谢通路中代谢物是由多种不饱和脂肪酸二十烷酸类化合物组成，与机体免疫炎症功能密切相关[270]，其功能的失调会引发多种炎症反应[271-272]。有研究报道，花生四烯酸的代谢参与了肾脏炎症的发病过程[271]。在本章研究中，慢性睡眠剥夺使二十二碳六烯酸（DHA）降低，其已被报道具有抗炎和抗氧化活性[273]。虽然不饱和脂肪酸和口腔炎症之间的联系并未见报道，但是不饱和脂肪酸在肠黏膜疾病[262]等各种炎症性疾病中显示出免疫调节和抗炎活性。肠黏膜与口腔黏膜都属于消化系统，提示花生四烯酸代谢通路中的不饱和脂肪酸可能参与了对口腔炎症反应的调控。甘油磷脂代谢通路则在许多慢性炎症疾病中起着重要作用，如银屑病[274]、贝赫切特综合征白塞氏病[275]和动脉硬化[276]等疾病。有研究表明某些中药成分的抗炎活性与甘油磷脂有显著关联[277]。口炎清颗粒有效干预花生四烯酸代谢和甘油磷脂代谢，降低慢性睡眠剥夺大鼠机体炎症水平，有助于缓解慢性睡眠剥夺引起的口腔炎症反应。

有研究表明睡眠剥夺会影响机体内分泌系统，如 HPA 轴的激活[278]。在本章研究中显示慢性睡眠剥夺激活了 HPA 轴，表现为 ACTH 和 CORT 过度分泌。同时，血清代谢组学研究结果显示慢性睡眠剥夺扰动了类固醇激素生物合成代谢通路，皮质类固醇代谢物 CORT、21-脱氧皮质醇和 19-羟基脱氧皮质酮水平在慢性睡眠剥夺大鼠中上升。有研究表明，HPA 轴的激活可能导致 CORT 的释放，从而刺激炎症免疫状态，增加口腔炎症负荷[279]。同时，慢性睡眠剥夺导致了 T3 的过度产生，提示 HPT 轴被激活，与之前的研究报道一致[139]。口腔溃疡性黏膜炎和 T3 的升高都与创伤后应激障碍有关[280]。一些疾病中常有口腔炎症和 HPA 轴激活的症状[281-283]，提示口腔炎症与 HPA 轴激活存在相关性。HPA 轴和 HPT 轴紊乱反映了阴虚火旺症候。口炎清颗粒能抑制 CORT、ACTH 和 T3 的升高，其对 HPA 和 HPT 轴失衡的干预作用可能有助于减轻睡眠剥夺诱导的口腔炎症反应，改善阴虚火旺症候。慢性睡眠剥夺的大鼠血清中 GABA 和 5-HT 的水平下降，但是整个脑组织中的 GABA 和 5-HT 的水平没有变化。有研究报道睡眠剥夺的小鼠大脑不同区域的神经递质有不同变化[284]。由于脑组织中存在多组拮抗递质组，因此存在脑组织中不同区域的神经递质可能发生了变化，但整个脑组织中的 5 - HT 和 GABA 水平没有发生显著变化的情况。

通过蛋白质组学的研究发现口炎清颗粒对慢性睡眠剥夺大鼠舌组织蛋白质表达的影响涉及伤口愈合和上皮细胞分化等生物过程。经口炎清颗粒治疗干预后，伤口愈合生物过程中的桥粒斑蛋白（desmoplakin，Dsp）、细胞角蛋白 6a（Keratin type Ⅱ cy-Krtla toskeletal 6A，Krt6a）和血小板内皮细胞黏附分子 - 1（Platelet endothelial cell adhension molecule，Pecam1）蛋白上调，Coro1B、Serpinb2 和 Fntb 下调；上皮细胞分化生物过程中的 Krt10、Krt4、Tst、Krt14 上调，Pparg 和 Anxa4 下调。Dsp 是桥粒的主要高分子量蛋白，将相邻细胞的中间丝连接起来对组织的完整性至关重要[285]。在伤口修复过程中参与调节上皮细胞的迁移，另外作为内源性抗菌肽具有防御宿主感染的作用[286]。Pecam1 在大多数炎症条件下是白细胞跨内皮迁移所必需的，Pecam1 也可以在各种急性和慢性疾病中发挥抗炎作用，包括胶原蛋白引起的关节炎、自身免疫疾病、LPS 引起的内毒素休克、动脉粥样硬化、饮食引起的脂肪性肝炎[287]。冠蛋白 1B（coronin - 1B，Coro1B）是一种新发现的内皮细胞连接的调节器，还可调控成纤维细胞的运动，可能参与细胞分裂和信号转导[288]。纤溶酶原激活物抑制剂 2（plasminogen activator inhibitor 2，Serpinb2）在多种炎症条件下上调，其表达失调和多态性与多种人类炎症性疾病有关[289]。法尼基转移酶（protein farnesyltransferase subunit beta，Fntb）对皮肤角质细胞的平衡有重要作用[290]，其过表达能诱发细胞凋亡和自噬通量的上调[291]。角蛋白 Krt10 在老年肥胖者的脂肪细胞中表达降低[292]。角蛋白 Krt4 在口腔黏膜上皮和结膜上表达[293]。Krt14 是人类细胞约 20 种不同的细胞角蛋白同型物之一，是上皮细胞特有的中间丝蛋白[294]，可作为一种上皮细胞的瞬时扩增标志物[295]，在各种人类肿瘤中表达增加[296]。硫代硫酸转移酶（thiosulfate sulfurtransferase，Tst）的缺乏与糖尿病和肥胖等代谢性疾病的病理生理学密切相关[297]。过氧化物酶增殖物激活受体（peroxisome proliferator-activated receptor gamma，Pparg）在免疫与炎症中发挥重要作用，目前主要集中在其抗炎作用的研究，也有报道 Pparg 的激活会刺激促炎受体 CD14 和 CD11b/CD18 的表达，并增加 B 类清道夫受体的表达[298]。膜联蛋白 A4（annexin A4，Anxa4）是膜联蛋白家族的一种蛋白，它含有常见的 Anx 重复结构域，并以 Ca^{2+} 依赖性的方式结合磷脂。Anxa4 具有多样化的细胞功能，包括细胞分裂、细胞凋亡、Ca^{2+} 信号传导、生长调节等[299]。蛋白质组学的研究结果表明，慢性睡眠剥夺影响了口腔组织中伤口愈合和上皮细胞分化的蛋白表达。口炎清颗粒对慢性睡眠剥夺引起的口腔炎症的治疗作用可能与其对大鼠口腔组织中涉及伤口愈合和上皮细胞分化的蛋白和通路的调控有关。口炎清颗粒治疗干预回调的蛋白有 Serpinb2、Krt14、Tst 和 Pparg。

本章研究了慢性睡眠剥夺对口腔微生物的影响。口腔微生物群在维持口腔和机体健康方面发挥着重要作用。口腔黏膜表面的微生物与黏膜免疫应答密切相关；微生物对黏膜表面识别与相互作用的免疫反应参与了与年龄相关炎症发展的分子机制[262]；牙周病原体可以直接入侵或刺激免疫炎症反应，并延伸到全身循环，进而促成某些疾病的发展或恶化[300]。在外界因素的扰动下，口腔微生物群稳态被破坏，可能会使促进有害菌增加，引发牙龈炎、牙周炎和龋齿等情况[301]。可见，外部因素对口腔微生物的扰动会对人类健康和疾病产生重大影响。口腔生态系统中的菌群失调可直接诱发局部的口腔炎症，还会间接影响口腔以外的炎症发展。本章采用第三代测序技术评估慢性睡眠剥夺对口腔微生物群的影响。研究发现，大鼠遭受慢性睡眠剥夺后，口腔微生物群的 α 多样性无显著变化，但其整体组成发生显著变化，口炎清颗粒对口腔微生物的整体组成有一定的干预作用。慢性睡眠剥夺导致大鼠口腔中 g_Acinetobacter、Candidatus Chryseobacterium massiliae 和 g_Moraxella 等 9 种菌的丰度升高，其中口炎清颗粒能够抑制 Moraxella 和 Kurthia sp. 菌丰度的升高。Kurthia sp. 菌与 IL−1β 呈正相关，研究报道其能感染培养的组织细胞，并在比格犬的牙斑上发现其存在[302]。莫拉菌（Moraxella）一般寄居在呼吸道等黏膜上，为条件致病菌，当机体免疫力下降时，该菌可引起角膜炎、鼻窦炎、中耳炎、急性咽喉炎、口腔炎、支气管炎、肺炎等黏膜炎症[303−304]。该属下的卡他莫拉菌（Moraxella catarrhalis）可通过入侵人上皮细胞，诱发急性中耳炎和慢性阻塞性肺病[305]，Moraxella 属菌在哮喘患者痰液的丰度明显高于正常人[306]。口炎清颗粒对 Moraxella 属菌和 Kurthia sp. 菌的抑制作用可能有助于其缓解睡眠剥夺导致的口腔炎症反应，进而抑制睡眠剥夺相关的口腔溃疡。

肠道中的共生菌对局部和全身免疫功能至关重要，因此本章研究了慢性睡眠剥夺对肠道菌群的影响以及口炎清颗粒的干预作用。口炎清颗粒能够促进嗜黏蛋白阿克曼菌（Akkermansia muciniphila）和 Prevotellaceae_NK3B31_group 菌丰度的回升。A. muciniphila 菌是一种具有抗炎活性的益生菌，与多种慢性系统疾病呈负相关[307]。已经有诸多研究表明，A. muciniphila 对肝损伤[308]、认知障碍[309]、牙周炎[310]、结肠炎[311]、棕色脂肪组织炎症[312]具有保护作用。其抗牙周炎作用与促进 IL−10 的产生有关，Amuc_1100 蛋白为其主要活性物质[310−311]。补充 A. muciniphila 菌可以防止与年龄有关的结肠黏液层厚度下降，并减弱老龄化过程中的炎症水平[313]。A. muciniphila 菌能减轻牙龈卟啉菌引起的炎症和牙周骨损伤[314]。膳食多酚可促进肠道 A. muciniphila 菌的生长并缓解高脂肪饮食诱导的代谢综合征[315]。多酚类化合物也是口炎清颗粒的主要活性成分之一，提示其可能是口炎清颗粒促进 A. muciniphila 菌生长的活性成分。口炎清颗粒对 A. muciniphila 菌的促进作用可能有助于其减轻机体炎症，从而缓解睡眠剥夺所致口腔炎症。Prevotellaceae NK3B31 group 菌被报道在糖尿病大鼠模型中减少[316]，补充有机酸可提高其丰度[317]。口炎清颗粒抑制了 Helicobacter ganmani 等多种菌，多为有害菌。Helicobacter ganmani 被认为是一种潜在的病原体[318]，Ruminococcus bromii 菌在克罗恩病患者中增加，Ruminococcaceae UCG−005 菌与脑卒中正相关，Candidatus Soleaferrea 菌在结肠炎动物模型中增加[319]、*Lachnospiraceae UCG – 006* 菌在脂肪肝和结肠炎动物模型中增加[320-321]。因此，口炎清颗粒对肠道菌群的调控作用也有助于其减轻机体炎症。

　　多组学整合分析有助于从多个层面增强对口炎清颗粒干预慢性睡眠剥夺诱导的口腔炎症反应的理解。通过多组学分析方法进一步挖掘出口炎清颗粒抑制睡眠剥夺相关的口腔溃疡潜在的核心分子及关键调控网络。例如，与药效指标具有最多关联的代谢物模块 PMgreen 中的核心分子马尿酸，是具有抗炎活性黄酮类成分在体内的代谢产物，可作为反映对血管炎症抑制作用的生物标志物[322]。在一项随机临床试验中，服用红葡萄汁后使马尿酸增加，同时机体炎症和组织损伤的生物标志物水平下降[323]，提示其水平的上升能反应机体炎症水平的下降。与药效指标具有最多关联的蛋白模块 PMred 的核心分子 26S 蛋白酶体非 ATP 酶调节亚基 1（Psmd1）和 Krt14 能被口炎清颗粒干预回调。Psmd1 可清除受损蛋白质，参与细胞凋亡或 DNA 损伤修复，在慢性骨髓性白血病中表达升高[324]。PMblue 蛋白模块和 PMturquoise 蛋白模块分别与 MMturquoise 代谢物模块有显著的正、负相关性，这 3 个模块均与 IL－6 有强的相关性，提示其对机体炎症有协同调控作用。口炎清颗粒通过干预相应调控网络中的分子，进而影响整个调控网络而发挥作用。这些调控网络模块中的核心分子则可能在口炎清颗粒干预睡眠剥夺诱导的口腔炎症反应中发挥关键作用。如，5－hpete 属于花生四烯酸下游衍生物，参与机体的炎症反应[271]。

　　本章基于多组学策略，系统研究了口炎清颗粒对慢性睡眠剥夺诱导的口腔炎症反应的干预作用，进一步解析了口炎清颗粒抑制睡眠剥夺引起的口腔溃疡的网络调控机制，也为口炎清颗粒治未病提供了参考。口炎清颗粒缓解睡眠剥夺引起的口腔溃疡主要依靠其抗炎以及促进溃疡愈合作用。口炎清颗粒的抗炎作用表现为对口腔炎症反应的直接抑制作用和对整个机体炎症水平的缓解作用。口炎清颗粒主要通过以下几方面抑制慢性睡眠剥夺引起的口腔炎症反应：通过抑制促炎因子和促进抗炎因子，减轻机体炎症水平；对内分泌系统的恢复作用，包括对 HPA 轴和 HPT 轴的调控，有助于其减轻机体炎症和改善阴虚火旺症候；对花生四烯酸代谢和甘油磷脂代谢通路的调控作用；对口腔中可能刺激炎症反应的微生物的直接抑制作用；对肠道微生物的调控作用，可间接减轻机体炎症水平。此外，口炎清颗粒可以通过上调口腔黏膜中角蛋白的表达，调控伤口愈合、上皮细胞分化等生物过程，促进溃疡愈合。

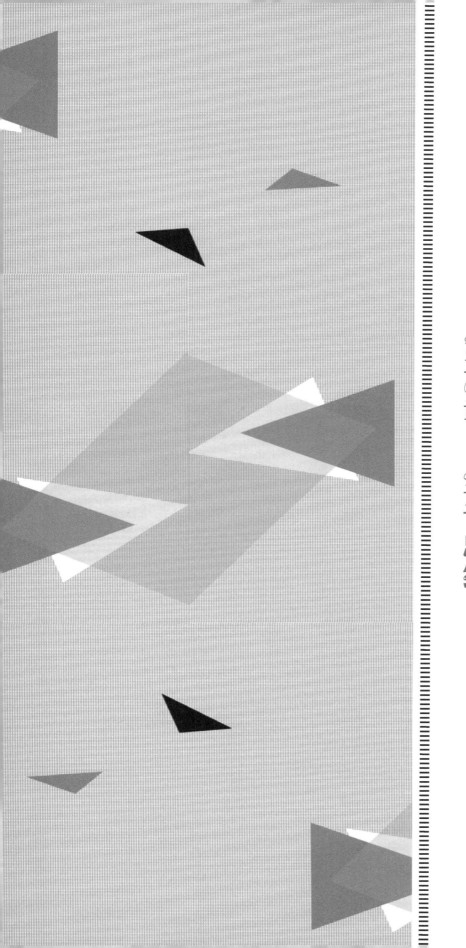

第六章　全书总结

　　口炎清颗粒在临床上常用于治疗阴虚火旺型口腔溃疡，疗效显著。但是，由于缺乏贴近临床的阴虚火旺型口腔溃疡病证结合动物模型，口炎清颗粒药效特点及作用机制的现代科学研究受到限制。中医认为睡眠不足（熬夜）会引起虚火上炎，是导致阴虚火旺的临床病因之一；现代研究表明，睡眠不足会扰动机体神经内分泌免疫系统，诱发炎症反应，导致感染性及炎性病变的风险增加。此外，睡眠不足还会影响口腔健康，增加口腔炎症疾病的风险。可见，睡眠剥夺是导致阴虚火旺、诱导口腔炎症反应和加重口腔溃疡的潜在危险因素。因此，本书通过模拟临床病因熬夜对口腔溃疡动物进行睡眠剥夺，建立阴虚火旺型口腔溃疡模型。为阐明口炎清颗粒治疗阴虚火旺所致的口腔炎症的作用特点及其机制，本书通过网络药理学和分子对接法预测了口炎清颗粒治疗口腔溃疡的潜在靶点和通路；通过急性睡眠剥夺法建立阴虚火旺型口腔溃疡模型，研究口炎清颗粒对该模型的干预作用；从治未病的角度出发，研究口炎清颗粒对慢性睡眠剥夺诱导的口腔稳态失衡的干预作用及整体调控机制。

一、基于网络药理学和分子对接法的口炎清颗粒作用机制预测

　　通过网络药理学预测了口炎清颗粒治疗口腔溃疡的靶点和通路，采用分子对接法验证活性组分与核心靶点的相互作用。结果表明，口炎清颗粒治疗口腔溃疡涉及环氧合酶 -2（COX -2）、基质金属蛋白酶9（MMP -9）和 TNF-α 等47个潜在核心靶点以及 TNF 和 HIF -1 等关键信号通路；口炎清颗粒成分与靶蛋白活性位点间存在多组关键相互作用，如异绿原酸 B 可以通过活性位点残基 TYR179、VAL101 和 PHE110 与 MMP -9 形成相互作用。

二、基于急性睡眠剥夺法的阴虚火旺型口腔溃疡模型的构建

　　采用苯酚灼伤法对大鼠进行口腔溃疡造模，并通过多平台水环境法对其进行睡眠剥夺。结果表明，急性睡眠剥夺使大鼠情绪易激惹，口腔溃疡愈合减缓，体温升高，体质量下降，血清中皮质酮（CORT）和促肾上腺皮质激素（ACTH）水平增加，出现了一定程度的阴虚火旺症候；急性睡眠剥夺导致口腔黏膜组织和血清中炎症因子以及免疫球蛋白 M（IgM）水平升高，说明其导致口腔黏膜组织炎症反应加重，机体炎症水平上升以及免疫失调；急性睡眠剥夺减缓了口腔黏膜组织中丙二醛水平和超氧化物歧化酶活性的恢复，并导致血清中8 -羟基脱氧鸟苷（8 -OHdG）水平升高，提示急性睡眠剥夺诱导了氧化应激反应。急性睡眠剥夺还使大鼠血清和脑组织中 γ -氨基丁酸（GABA）和5 -羟色胺（5 -HT）水平上升。口腔溃疡大鼠模型遭受急性睡眠剥夺后，口腔炎症反应加重，溃疡愈合减缓，且伴随某些阴虚火旺症候；神经内分泌免疫系统和氧化应激反应参与了急性

睡眠剥夺加重口腔溃疡的过程。

三、口炎清颗粒对睡眠剥夺加重的阴虚火旺型口腔溃疡的抑制作用研究

对睡眠剥夺加重的口腔溃疡模型大鼠每天分别灌胃给予 0.522 g/kg、1.57 g/kg、4.70 g/kg 剂量的口炎清颗粒，研究其对该模型的干预作用。结果表明，口炎清颗粒能够促进口腔溃疡愈合，抑制口腔黏膜组织中 IL-6 的表达，并抑制血清中 TNF-α、IL-1β、IL-6、IL-8、MCP-1、COX-2、MMP-9 以及 8-OHdG 水平的升高，佐证了网络药理学的研究结果；口炎清颗粒能抑制模型大鼠体温升高，降低血清中 ACTH 和 CORT 水平，提示其改善了阴虚火旺症候。此外，口炎清颗粒还能抑制血清中 5-HT、GABA 和 IgM 的升高，并干预色氨酸代谢通路，说明其对神经免疫系统有一定的调控作用。口炎清颗粒有效改善了急性睡眠剥夺加重的口腔溃疡和阴虚火旺症候，其机制可能与调控神经内分泌免疫系统、氧化应激和色氨酸代谢通路有关。

四、口炎清颗粒干预慢性睡眠剥夺诱导的口腔稳态失衡机制研究

通过连续 21 天每天剥夺大鼠睡眠 18 h 的方法建立慢性睡眠剥夺模型，按 1.57 g/kg 的剂量灌胃给予模型大鼠口炎清颗粒，采用代谢组学、蛋白质组学和微生物组学技术研究其对口腔稳态失衡的调控作用及机制。结果表明，口炎清颗粒能有效抑制慢性睡眠剥夺诱导的口腔炎症反应，降低血清中 IL-6、IL-1β、MMP-9 和 8-OHdG 水平，升高 IL-10 水平；口炎清颗粒能抑制慢性睡眠剥夺引起的 CORT、ACTH 和三碘甲状腺原氨酸的升高；也能上调舌组织中 Krt14 和 Krt15 的表达。此外，口炎清颗粒还能干预花生四烯酸代谢、甘油磷脂代谢和类固醇激素生物合成代谢通路，调控伤口愈合和上皮细胞分化等生物过程，并降低口腔中 *Moraxella* 和 *Kurthia* sp. 菌的丰度，增加肠道 *Akkermansia muciniphila* 和 *Prevotellaceae NK3B31 group* 两种有益菌的丰度，降低肠道中 *Helicobacter ganmani* 菌的丰度，提示其可通过对机体代谢、微生物和蛋白质表达多个层面的调控发挥抗炎促愈合的作用。最后，通过对多组学数据整合分析，挖掘出口炎清颗粒抑制慢性睡眠剥夺诱导的口腔稳态失衡的潜在核心调控分子和网络，确定以马尿酸为核心分子代谢物模块和以 Psmd1 为核心分子的蛋白模块是口炎清颗粒发挥药效的重要调控网络，发现代谢物马尿酸可作为反映口炎清颗粒抗炎作用的潜在生物标志物。

口炎清颗粒抑制睡眠剥夺诱导的口腔炎症反应和加重的口腔溃疡具有以下作用特点：对下丘脑-垂体-肾上腺皮质轴/甲状腺轴的调控作用，可能有助于改善阴虚火旺症候并减轻机体炎症；对色氨酸代谢、花生四烯酸代谢和甘油磷脂代谢通路

的多重调控作用；对可诱导炎症反应的口腔微生物的抑制作用及对肠道微生物的调控作用有助于间接减轻口腔炎症反应。此外，口炎清颗粒还可通过上调口腔黏膜中角蛋白的表达，调控伤口愈合、上皮细胞分化等生物过程促进溃疡愈合。

五、本书的创新之处

（1）采用大鼠模型研究了睡眠剥夺对口腔溃疡的影响，发现急性睡眠剥夺可诱导口腔炎症反应，延缓口腔溃疡愈合；并基于睡眠剥夺法建立了阴虚火旺型口腔溃疡模型，为熬夜引起的虚火上炎提供了研究参考，也为清热滋阴方药治疗阴虚火旺型口腔炎症疾病提供了研究思路。

（2）通过研究口炎清颗粒对睡眠剥夺加重的阴虚火旺型口腔溃疡的抑制作用，发现口炎清颗粒对神经、内分泌、免疫系统，氧化应激和色氨酸代谢具有整体调控作用的药效特点，为阐明其治疗阴虚火旺型口腔炎症疾病的作用机制提供了依据。

（3）从治未病的思路出发，研究了口炎清颗粒对慢性睡眠剥夺所致口腔稳态失衡的干预作用。基于多组学策略，多层次、多角度系统解析了口炎清颗粒抑制慢性睡眠剥夺诱导的口腔炎症反应的网络调控机制，为口炎清颗粒防治阴虚火旺型口腔炎症疾病提供科学依据。

（4）基于微生物组学技术发现口炎清颗粒能降低口腔中有促炎作用的 *Moraxella* 菌的丰度，并提高肠道中有抗炎作用的 *Akkermansia muciniphila* 菌的丰度；还发现口炎清颗粒通过上调角蛋白表达以促进溃疡愈合的机制。

附录　本书缩略词

缩写	英文名称	中文名称
5 – HT	5 – Hydroxytryptamine	5 – 羟色胺
8 – OHdG	8 – Hydroxy – 2'-deoxyguanosine	8 – 羟基脱氧鸟苷
ACTH	Corticotrophin	促肾上腺皮质激素
CORT	Corticosterone	皮质酮
COX – 2	Cyclooxygenase 2	环氧合酶 – 2
CSD	Chronic sleep deprivation	慢性睡眠剥夺
ELISA	Enzyme-linked immunosorbent assay	酶联免疫吸附分析
GABA	γ-Aminobutyric acid	γ – 氨基丁酸
HLA	Human leukocyte antigen	人类白细胞抗原
HPA	Hypothalamic-pituitary-adrenal	下丘脑 – 垂体 – 肾上腺
HPLC	High performance liquid chromatography	高效液相色谱
HPT	Hypothalamic-pituitary-thyroid	下丘脑 – 垂体 – 甲状腺
IL	Interleukin	白介素
KEGG	Kyoto Encyclopedia of Genes and Genomes	京都基因与基因组百科全书
Krt	Keratin	角蛋白
KYQG	Kouyanqing granule	口炎清颗粒
LDA	Linear discriminant analysis	线性判别分析
LEfSe	Linear discriminant analysis Effect Size	线性判别分析效应大小
MCP – 1	Monocyte chemoattractant protein – 1	单核细胞趋化蛋白 1
MDA	Malonaldehyde	丙二醛
MM	Metabolite Module	代谢物模块
MMP – 9	Matrix metalloproteinase 9	基质金属蛋白酶 9
OPLSDA	Orthogonal partial least squares discriminant analysis	正交偏最小二乘判别分析法
OTU	Operational taxonomic unit	操作分类单元
PCoA	Principal coordinates analysis	主坐标分析
PM	Protein Module	蛋白质模块

续上表

缩写	英文名称	中文名称
PPI	Protein-protein interaction	蛋白质 – 蛋白质相互作用
RAS	Recurrent aphthous stomatitis	复发性阿弗他性口炎
RAU	Recurrent aphthous ulcer	复发性阿弗他溃疡
ROU	Recurrent oral ulcer	复发性口腔溃疡
SOD	Superoxide dismutase	超氧化物歧化酶
T3	Triiodothyronine	三碘甲状腺原氨酸
TNF-α	Tumor necrosis factor-alpha	肿瘤坏死因子 – α
VIP	Variable importance in projection	投影变量重要度
WGCNA	Weighted gene co-expression network analysis	加权基因共表达网络分析

参考文献

[1] 黄明河. 口炎清治疗复发性口腔溃疡 70 例［J］. 中国中西医结合消化杂志，2007，12（6）：403 - 404.

[2] 高维诺，韩燕，辛越红. 口炎清治疗创伤性口腔溃疡临床观察［J］. 河南中医，2014，34（5）：970 - 971.

[3] 王雅敏，陶岚. 口炎清颗粒治疗轻型复发性阿弗他溃疡的临床疗效［J］. 上海医学，2015，38（1）：898 - 899.

[4] 张志苓，陈卓，侯惠敏，等. 口炎清颗粒联合复方谷氨酰胺治疗复发性阿弗他溃疡疗效研究［J］. 陕西中医，2020，41（9）：1218 - 1220.

[5] 黄丽瑾. 西帕依固龈液与口炎清颗粒治疗复发性口腔溃疡综合疗效观察［J］. 当代临床医刊，2021，34（2）：92 - 93.

[6] 洪滔. 西帕依固龈液联合口炎清颗粒治疗复发性阿弗他溃疡临床疗效观察［J］. 实用口腔医学杂志，2014，30（3）：431 - 433.

[7] 谢向阳. 口炎清颗粒联合溶菌酶肠溶片治疗复发性口腔溃疡的临床疗效［J］. 临床合理用药杂志，2021，14（21）：127 - 130.

[8] 马融，李新民，蔡越冬，等. 口炎清颗粒治疗儿童复发性阿弗他溃疡（阴虚火旺证）的随机对照多中心临床试验［J］. 天津中医药，2021，38（2）：185 - 189.

[9] 杨洋，朱柯，潘芸，等. 口炎清颗粒治疗慢性牙周炎的临床观察［J］. 中国药房，2017，28（12）：1620 - 1622.

[10] 吴慧，周小凤. 口炎清颗粒对治疗慢性牙周炎患者牙周指标及龈沟液炎症因子的影响［J］. 齐齐哈尔医学院学报，2020，41（19）：2434 - 2436.

[11] 罗业姣，龚仁国，陈齐，等. 口炎清颗粒对慢性牙周炎患者牙周症状及炎性细胞因子水平的影响［J］. 现代生物医学进展，2020，20（13）：2537 - 2540.

[12] 封佳滢，金丹. 口炎清颗粒联合奥硝唑对慢性牙周炎患者高迁移率族蛋白B1、肿瘤坏死因子 α、白细胞介素 17 和白细胞介素 23 表达的影响［J］. 中国基层医药，2020，27（20）：2525 - 2529.

[13] 苏彦娟. 慢性牙周炎采用口炎清颗粒联合替硝唑治疗的观察［J］. 临床医药文献杂志，2020，7（36）：157.

［14］任起辉，司亚静，张林. 口炎清颗粒联合替硝唑治疗慢性牙周炎的临床研究［J］. 现代药物与临床，2019，34（12）：3616 – 3619.

［15］韦瑞丹，陈海明. 口炎清颗粒联合甲硝唑治疗慢性牙周炎临床疗效及炎症因子分析［J］. 医学理论与实践，2020，33（3）：434 – 435.

［16］吴剑. 甲硝唑与口炎清颗粒共同治疗慢性牙周炎患者的临床观察［J］. 心血管外科杂志，2019，8（4）：47 – 48.

［17］何洋，侯振伟，刘娜. 口炎清颗粒配合根向复位瓣术治疗慢性牙周炎合并Ⅲ度下颌第一磨牙根分叉病变的疗效及对龈沟液炎性介质和口腔微生态的影响［J］. 现代中西医结合杂志，2020，29（30）：3350 – 3353.

［18］龙宝军. 口炎清颗粒联合阿昔洛韦治疗婴幼儿疱疹性龈口炎的疗效观察［J］. 国际医药卫生导报，2014，20（14）：2127 – 2130.

［19］杜广亮. 口炎清颗粒联合利多卡因胶浆治疗小儿疱疹性口炎的临床效果分析［J］. 临床医学工程，2020，27（5）：599 – 600.

［20］叶军红. 西瓜霜喷剂联合口炎清治疗疱疹性口炎疗效观察［J］. 现代中西医结合杂志，2012，21（8）：858.

［21］蔡秋晗，李新民，蔡越冬，等. 口炎清颗粒治疗小儿疱疹性口炎（阴虚风热证）的随机对照、多中心临床研究［J］. 药物评价研究，2020，43（9）：1792 – 1796.

［22］杜菲，张新娜，焦铁军. 口炎清颗粒联合羟氯喹治疗糜烂型口腔扁平苔藓的临床研究［J］. 现代药物与临床，2020，35（5）：885 – 888.

［23］曾宪涛. 他克莫司软膏加口炎清颗粒治疗糜烂型 OLP 的疗效评价［J］. 临床口腔医学杂志，2011，27（7）：432 – 433.

［24］于飞. 地塞米松磷酸钠联合口服口炎清颗粒治疗口腔糜烂型扁平苔藓［J］. 中国实验方剂学杂志，2010，（18）：206 – 209.

［25］张巍，赵丽，何杰，等. 口炎清联合阿莫西林治疗急性咽炎疗效观察［J］. 人民军医，2011，54（5）：398.

［26］王朝阳，曾奕敏，曾芳. 口炎清颗粒联合布地奈德治疗慢性咽炎的临床疗效［J］. 临床合理用药杂志，2019，12（33）：83 – 84.

［27］唐梓轩，税磊. 口炎清颗粒联合超声雾化吸入治疗慢性咽炎的临床疗效分析［J］. 西部医学，2015，27（11）：1710 – 1713.

［28］余亚信，陈秋旻，林宝华，等. 系统评价口炎清颗粒治疗慢性咽炎的效果与安全性［J］. 中国卫生标准管理，2021，12（15）：114 – 117.

［29］龚芸，张丽，冯泽会，等. 口炎清颗粒防治鼻咽癌患者放射性口腔炎的疗效观察［J］. 华西口腔医学杂志，2016，34（1）：37 – 40.

［30］ 梅林，袁英，胡承波. 高效液相色谱法测定口炎清颗粒中绿原酸含量［J］. 中国药业，2007，16（5）：15.

［31］ 罗杰，杨东升，欧阳慧芳，等. 口炎清颗粒（无糖型）中绿原酸的含量测定［J］. 中国中药杂志，2003，28（8）：91-92.

［32］ 张子建，孙冬晓，王婧，等. LC-MS/MS 法同时测定口炎清颗粒中 8 种成分［J］. 中成药，2013，35（5）：952-956.

［33］ 张燕，何兵，杨世艳. HPLC 同时测定口炎清颗粒中 7 个有机酸的含量［J］. 药物分析杂志，2013，33（1）：108-111.

［34］ 刘明，王慧森，李更生. 口炎清胶囊质量标准研究［J］. 中国药业，2007，16（19）：10-11.

［35］ 王秀芹，吕渭升，林彤. 口炎清颗粒质量标准的改进［J］. 中成药，2016，38（7）：1526-1530.

［36］ 关倩怡，黄琳，彭维，等. 口炎清颗粒指纹图谱研究［J］. 中山大学学报（自然科学版），2011，50（01）：115-118.

［37］ LIU H，ZHENG Y F，LI C Y，et al. Discovery of anti-inflammatory ingredients in Chinese herbal formula Kouyanqing Granule based on relevance analysis between chemical characters and biological effects［J］. Sci Rep，2015，5：18080.

［38］ TANG Y，ZENG T，ZAFAR S，et al. *Lonicerae flos*：a review of chemical constituents and biological activities［J］. Dig Chin Med，2018，1（2）：173-188.

［39］ 宫兆燕，张君利. 天冬活性化合物的提取及其药理活性研究进展［J］. 医学综述，2018，24（24）：4938-4942.

［40］ CHEN M H，CHEN X J，WANG M，et al. *Ophiopogon japonicus*：a phytochemical，ethnomedicinal and pharmacological review［J］. J Ethnopharmacol，2016，181：193-213.

［41］ ZHANG Q，LIU A，WANG Y. *Scrophularia ningpoensis* hemsl：a review of its phytochemistry，pharmacology，quality control and pharmacokinetics［J］. J Pharm Pharmacol，2021，73（5）：573-600.

［42］ WANG C，CHEN L，XU C，et al. A comprehensive review for phytochemical，pharmacological，and biosynthesis studies on *Glycyrrhiza* spp［J］. Am J Chin Med，2020，48（1）：17-45.

［43］ 张慧晔，魏孝义，黄琳. 口炎清中酚酸类成分研究［J］. 中国现代中药，2012，14（3）：20-21.

［44］ 张子建，王婧，郭盼盼，等. 口炎清颗粒中肉桂酸、甘草苷和甘草次酸的药动学［J］. 中国医药工业杂志，2014，45（6）：556-559.

［45］ 苏薇薇，姚宏亮，李楚源，等. 口炎清物质基础及组方规律研究［M］. 广州：中山大学出版社，2020.

［46］ 李忠思，张小娜，梁永，等. 口炎清药效学研究［J］. 中药新药与临床药理，1999，10（4）：216-217.

［47］ 郑艳芳，李楚源，刘宏，等. 口炎清颗粒发挥抗炎药效的组方配伍规律研究［J］. 中山大学学报（自然科学版），2016，55（3）：145-150.

［48］ 刘宏，郑艳芳，李楚源，等. 口炎清颗粒对大鼠阴虚火旺型口腔溃疡的改善作用［J］. 中山大学学报（自然科学版），2018，57（2）：131-136.

［49］ 任理，覃仁安，罗健东，等. 口炎清颗粒对阴虚型口腔溃疡模型大鼠的作用机制［J］. 中药新药与临床药理，2018，29（4）：387-392.

［50］ 姚小华，唐立，林青，等. 口炎清颗粒对小鼠肠道菌群失衡的调节作用［J］. 中国微生态学杂志，2012，24（4）：324-326.

［51］ 姚小华，高菲，张国斌，等. 口炎清及其组分体外抑菌作用［J］. 中国微生态学杂志，2015，27（3）：260-262.

［52］ 姚小华，黄竹英，文姝，等. 口炎清颗粒调整菌群失调有效组分的研究［J］. 中国微生态学杂志，2012，24（11）：984-986.

［53］ 顾宁，倪黎刚，范媛. 口炎清冲剂对复发性口腔溃疡患者血清免疫球蛋白的影响［J］. 中国医药导报，2010，7（21）：30-32.

［54］ 张慧晔，刘宾，易安妮，等. 中药口炎清对肠道微生态失调小鼠的免疫低下调节［J］. 世界科学技术-中医药现代化，2013，（1）：91-94.

［55］ CUI R Z, BRUCE A J, ROGERS R S. Recurrent aphthous stomatitis［J］. Clin Dermatol, 2016, 34（4）：475-481.

［56］ SCULLY C, PORTER S. Oral mucosal disease：recurrent aphthous stomatitis［J］. Br J Oral Maxillofac Surg, 2008, 46（3）：198-206.

［57］ AKINTOYE S O, GREENBERG M S. Recurrent aphthous stomatitis［J］. Dent Clin North Am, 2014, 58（2）：281-297.

［58］ ALBREKTSON M, HEDSTROM L, BERGH H. Recurrent aphthous stomatitis and pain management with low-level laser therapy：a randomized controlled trial［J］. Oral Surg Oral Med Oral Pathol Oral Radiol, 2014, 117（5）：590-594.

［59］ SHIP I I. Epidemiologic aspects of recurrent aphthous ulcerations［J］. Oral Surg Oral Med Oral Pathol, 1972, 33（3）：400-406.

［60］ ALMOZNINO G, ZINI A, MIZRAHI Y, et al. Elevated serum IgE in recurrent aphthous stomatitis and associations with disease characteristics［J］. Oral Dis, 2014, 20（4）：386-394.

［61］ BAZRAFSHANI M R，HAJEER A H，OLLIER W E R，et al. IL－1B and IL－6
gene polymorphisms encode significant risk for the development of recurrent aph-
thous stomatitis（RAS）［J］. Genes Immun，2002，3（5）：302－305.

［62］ BAZRAFSHANI M R，HAJEER A H，OLLIER W E，et al. Polymorphisms in the
IL－10 and IL－12 gene cluster and risk of developing recurrent aphthous stomatitis
［J］. Oral Dis，2003，9（6）：287－291.

［63］ ALBANIDOU-FARMAKI E，DELIGIANNIDIS A，MARKOPOULOS A K，et al.
HLA haplotypes in recurrent aphthous stomatitis：a mode of inheritance？［J］. Int J
Immunogenet，2008，35（6）：427－432.

［64］ ALKHATEEB A，KARASNEH J，ABBADI H，et al. Association of cell adhesion
molecule gene polymorphisms with recurrent aphthous stomatitis［J］. J Oral Pathol
Med，2013，42（10）：741－746.

［65］ GALLO C B，BORRA R C，RODINI C O，et al. CC chemokine ligand 3 and re-
ceptors 1 and 5 gene expression in recurrent aphthous stomatitis［J］. Oral Surg Oral
Med Oral Pathol Oral Radiol，2012，114（1）：93－98.

［66］ HASAN A，SHINNICK T，MIZUSHIMA Y，et al. Defining a T-cell epitope with-
in HSP 65 in recurrent aphthous stomatitis［J］. Clin Exp Immunol，2002，128
（2）：318－325.

［67］ LEWKOWICZ N，LEWKOWICZ P，DZITKO K，et al. Dysfunction of CD4[+]
CD25[high] T regulatory cells in patients with recurrent aphthous stomatitis［J］. J Oral
Pathol Med，2008，37（8）：454－461.

［68］ SLEBIODA Z，SZPONAR E，KOWALSKA A. Etiopathogenesis of recurrent aph-
thous stomatitis and the role of immunologic aspects：literature review［J］. Arch
Immunol Ther Exp（Warsz），2014，62（3）：205－215.

［69］ MIMURA M A M，BORRA R C，HIRATA C H W，et al. Immune response of pa-
tients with recurrent aphthous stomatitis challenged with a symbiotic［J］. J Oral
Pathol Med，2017，46（9）：821－828.

［70］ HIETANEN J，HÄYRINEN-IMMONEN R，AL-SAMADI A，et al. Recurrent aph-
thous ulcers—a Toll-like receptor-mediated disease？［J］. J Oral Pathol Med，
2012，41（2）：158－164.

［71］ LEWKOWICZ N，LEWKOWICZ P，BANASIK M，et al. Predominance of Type 1
cytokines and decreased number of CD4[+]CD25[+high] T regulatory cells in peripheral
blood of patients with recurrent aphthous ulcerations［J］. Immunol Lett，2005，99
（1）：57－62.

[72] LEWKOWICZ N, KUR B, KURNATOWSKA A, et al. Expression of Th1/Th2/Th3/Th17-related genes in recurrent aphthous ulcers [J]. Arch Immunol Ther Exp (Warsz), 2011, 59 (5): 399 – 406.

[73] BUÑO I J, HUFF J C, WESTON W L, et al. Elevated levels of interferon gamma, tumor necrosis factor alpha, interleukins 2, 4, and 5, but not interleukin 10, are present in recurrent aphthous stomatitis [J]. Arch Dermatol, 1998, 134 (7): 827 – 831.

[74] YAO Q, FURST D E. Autoinflammatory diseases: an update of clinical and genetic aspects [J]. Rheumatology (Oxford), 2008, 47 (7): 946 – 951.

[75] EVERSOLE L R. Immunopathogenesis of oral lichen planus and recurrent aphthous stomatitis [J]. Semin Cutan Med Surg, 1997, 16 (4): 284 – 294.

[76] LEWKOWICZ N, LEWKOWICZ P, KURNATOWSKA A, et al. Innate immune system is implicated in recurrent aphthous ulcer pathogenesis [J]. J Oral Pathol Med, 2003, 32 (8): 475 – 481.

[77] MIYAMOTO N T, Jr, BORRA R C, ABREU M, et al. Immune-expression of HSP27 and IL – 10 in recurrent aphthous ulceration [J]. J Oral Pathol Med, 2008, 37 (8): 462 – 467.

[78] NATAH S S, HAYRINEN-IMMONEN R, HIETANEN J, et al. Increased density of lymphocytes bearing gamma/delta T-cell receptors in recurrent aphthous ulceration (RAU) [J]. Int J Oral Maxillofac Surg, 2000, 29 (5): 375 – 380.

[79] TAŞ D A, YAKAR T, SAKALLI H, et al. Impact of *Helicobacter pylori* on the clinical course of recurrent aphthous stomatitis [J]. J Oral Pathol Med, 2013, 42 (1): 89 – 94.

[80] ALBANIDOU-FARMAKI E, GIANNOULIS L, MARKOPOULOS A, et al. Outcome following treatment for *Helicobacter pylori* in patients with recurrent aphthous stomatitis [J]. Oral Dis, 2005, 11 (1): 22 – 26.

[81] MALEKI Z, SAYYARI A A, ALAVI K, et al. A study of the relationship between *Helicobacter pylori* and recurrent aphthous stomatitis using a urea breath test [J]. J Contemp Dent Pract, 2009, 10 (1): 9 – 16.

[82] STEVENSON G. Evidence for a negative correlation of recurrent aphthous ulcers with lactobacillus activity [J]. J La Dent Assoc, 1967, 25 (2): 5 – 7.

[83] TRINCHIERI V, CARLO S D, BOSSU M, et al. Use of Lozenges containing *Lactobacillus brevis* CD2 in recurrent aphthous stomatitis: a double-blind placebo-controlled trial [J]. Ulcers, 2011, 2011 (2016): 15 – 21.

［84］ SCULLY C, GORSKY M, LOZADA-NUR F. The diagnosis and management of recurrent aphthous stomatitis: a consensus approach ［J］. J Am Dent Assoc, 2003, 134（2）: 200 – 207.

［85］ BANKVALL M, SJÖBERG F, GALE G, et al. The oral microbiota of patients with recurrent aphthous stomatitis ［J］. J Oral Microbiol, 2014, 6（1）: 25739.

［86］ NATAH S S, KONTTINEN Y T, ENATTAH N S, et al. Recurrent aphthous ulcers today: a review of the growing knowledge ［J］. Int J Oral Maxillofac Surg, 2004, 33（3）: 221 – 234.

［87］ WARDHANA, DATAU E A. Recurrent aphthous stomatitis caused by food allergy ［J］. Acta Med Indones, 2010, 42（4）: 236 – 240.

［88］ OZDEMIR I Y, CALKA O, KARADAG A S, et al. Thyroid autoimmunity associated with recurrent aphthous stomatitis ［J］. J Eur Acad Dermatol Venereol, 2012, 26（2）: 226 – 230.

［89］ SLEBIODA Z, SZPONAR E, KOWALSKA A. Etiopathogenesis of recurrent aphthous stomatitis and the role of immunologic aspects: literature review ［J］. Arch Immunol Ther Exp（Warsz）, 2014, 62（3）: 205 – 215.

［90］ SADLER G R, STOUDT A, FULLERTON J T, et al. Managing the oral sequelae of cancer therapy ［J］. Medsurg Nurs, 2003, 12（1）: 28.

［91］ KOZLAK S T, WALSH S J, LALLA R V. Reduced dietary intake of vitamin B_{12} and folate in patients with recurrent aphthous stomatitis ［J］. J Oral Pathol Med, 2010, 39（5）: 420 – 423.

［92］ AKINTOYE S O, GREENBERG M S. Recurrent aphthous stomatitis ［J］. Dental Clinics, 2005, 58（2）: 281 – 297.

［93］ KEENAN A V, SPIVAKOVKSY S. Stress associated with onset of recurrent aphthous stomatitis ［J］. Evid Based Dent, 2013, 14（1）: 25.

［94］ KARINCAOGLU Y, BATCIOGLU K, ERDEM T, et al. The levels of plasma and salivary antioxidants in the patient with recurrent aphthous stomatitis ［J］. J Oral Pathol Med, 2005, 34（1）: 7 – 12.

［95］ ARIKAN S, DURUSOY C, AKALIN N, et al. Oxidant/antioxidant status in recurrent aphthous stomatitis ［J］. Oral Dis, 2009, 15（7）: 512 – 515.

［96］ ÇIMEN M Y, KAYA T I, ESKANDARI G, et al. Oxidant/antioxidant status in patients with recurrent aphthous stomatitis ［J］. Clin Exp Dermatol, 2003, 28（6）: 647 – 650.

［97］ BOULINGUEZ S, REIX S, BEDANE C, et al. Role of drug exposure in aphthous ulcers: a case-control study [J]. Br J Dermatol, 2000, 143 (6): 1261 –1265.

[98] 李振华, 李保双, 刘启泉, 等. 消化系统常见病复发性口腔溃疡中医诊疗指南（基层医生版）[J]. 中华中医药杂志, 2019, 34 (11): 5284 –5290.

[99] 谢春娥, 薛晓轩. 中医治疗复发性口腔溃疡的临床研究概述 [J]. 环球中医药, 2012, 5 (10): 793 –797.

[100] 李振华, 李保双, 任顺平. 口疮中医临床实践指南（2018）[J]. 中医杂志, 2020, 61 (3): 267 –276.

[101] CHIANG C P, YU-FONG CHANG J, WANG Y P, et al. Recurrent aphthous stomatitis-etiology, serum autoantibodies, anemia, hematinic deficiencies, and management [J]. J Formos Med Assoc, 2019, 118 (9): 1279 –1289.

[102] DENG Y, WEI W, WANG Y, et al. A randomized controlled clinical trial on dose optimization of thalidomide in maintenance treatment for recurrent aphthous stomatitis [J]. J Oral Pathol Med, 2022, 51 (1): 106 –112.

[103] RIDINGS J E. The thalidomide disaster, lessons from the past [J]. Methods Mol Biol, 2013, 947: 575 –586.

[104] HALBOUB E, ALKADASI B, ALAKHALI M, et al. N-acetylcysteine versus chlorhexidine in treatment of aphthous ulcers: a preli minary clinical trial [J]. J Dermatolog Treat, 2021, 32 (6): 649 –653.

[105] ALTENBURG A, ABDEL-NASER M B, SEEBER H, et al. Practical aspects of management of recurrent aphthous stomatitis [J]. J Eur Acad Dermatol Venereol, 2007, 21 (8): 1019 –1026.

[106] 钱卫良, 曾文静, 石坚如. 知柏地黄丸治疗虚火旺型口疮临床分析 [J]. 现代养生, 2019, 14 (14): 161 –162.

[107] 田晓蓓, 孙晋虎, 刘宗响. 清胃散治疗复发性口腔溃疡随机平行对照研究 [J]. 实用中医内科杂志, 2015, 29 (12): 53 –54.

[108] 彭平云. 复发性口腔溃疡治疗中中成药的合理选用 [J]. 现代中西医结合杂志, 2009, 18 (21): 2585 –2586.

[109] 陈志明, 任虹. 泻黄散合导赤散治疗复发性口腔溃疡疗效观察 [J]. 新中医, 2014, 46 (5): 108 –110.

[110] 何丽婷. 黄连上清丸联合金施尔康治疗复发性口腔溃疡疗效 [J]. 全科口腔医学杂志, 2019, 6 (28): 64.

[111] 侯云峰, 张静. 甘草泻心汤加减对复发性口腔溃疡疗效的 Meta 分析 [J]. 中国民族民间医药, 2021, 30 (15): 78 –83.

[112] 陈春红, 王邦才. 补中益气汤治疗复发性口腔溃疡临床观察 [J]. 中国中医

急症, 2014, 23 (5): 939 – 940.

[113] 林芳峰, 付肖岩. 浅析复发性口疮的中医研究进展 [J]. 江西中医药, 2019, 50 (10): 70 – 73.

[114] 吴临美, 吴祥宇. 口腔炎喷雾剂治疗口腔溃疡的临床疗效观察 [J]. 中国基层医药, 2017, 24 (09): 1427 – 1429.

[115] 莎其尔, 乌达木. 蒙脱石散联合金喉健喷雾剂治疗老年人群口腔溃疡效果分析 [J]. 全科口腔医学电子杂志, 2019, 6 (25): 2.

[116] LENG Y, MUSIEK E S, HU K, et al. Association between circadian rhythms and neurodegenerative diseases [J]. Lancet Neurol, 2019, 18 (3): 307 – 318.

[117] KOHANSIEH M, MAKARYUS A N. Sleep deficiency and deprivation leading to cardiovascular disease [J]. Int J Hypertens, 2015, 2015: 615681.

[118] SAMY A L, HAIRI N N, LOW W Y. Psychosocial stress, sleep deprivation, and its impact on type II diabetes mellitus: Policies, guidelines, and initiatives from Malaysia [J]. Faseb Bioadvances, 2021, 3 (8): 593 – 600.

[119] COOPER C B, NEUFELD E V, DOLEZAL B A, et al. Sleep deprivation and obesity in adults: a brief narrative review [J]. BMJ Open Sport Exerc Med, 2018, 4 (1): e000392.

[120] SOCHAL M, MALECKA-PANAS E, GABRYELSKA A, et al. Determinants of sleep quality in inflammatory bowel diseases [J]. J Clin Med, 2020, 9 (9): 2921.

[121] KUNDI F C S, OZCAN K M, OKUDAN B, et al. Effects of chronic sleep deprivation on upper respiratory tract mucosal histology and mucociliary clearance on rats [J]. J Sleep Res, 2021, 30 (2): e13065.

[122] XU X W, WANG L, CHEN L Y, et al. Effects of chronic sleep deprivation on bone mass and bone metabolism in rats [J]. J Orthop Surg Res, 2016, 11: 1 – 9.

[123] CARRA M C, SCHMITT A, THOMAS F, et al. Sleep disorders and oral health: a cross-sectional study [J]. Clin Oral Investig, 2017, 21 (4): 975 – 983.

[124] ASAWA K, SEN N, BHAT N, et al. Influence of sleep disturbance, fatigue, vitality on oral health and academic performance in Indian dental students [J]. Clujul Med, 2017, 90 (3): 333 – 343.

[125] DUMITRESCU A L, TOMA C, LASCU V. Associations among sleep disturbance, vitality, fatigue and oral health [J]. Oral Health Prev Dent, 2010, 8 (4): 323 – 330.

[126] LUNGATO L, GAZARINI M L, PAREDES-GAMERO E J, et al. Paradoxical sleep deprivation impairs mouse survival after infection with malaria parasites [J]. Malar J, 2015, 14: 183.

[127] 洪军, 裘于容, 王升旭, 等. 剥夺睡眠 56 小时对正常人血细胞和免疫功能的影响 [J]. 中国临床心理学杂志, 2000, 8 (1): 27-28.

[128] ZHANG Y, WU Y, XU D, et al. Very-short-term sleep deprivation slows early recovery of lymphocytes in septic patients [J]. Front Med (Lausanne), 2021, 8: 656615.

[129] SPIEGEL K, SHERIDAN J F, VAN CAUTER E. Effect of sleep deprivation on response to immunization [J]. JAMA, 2002, 288 (12): 1471-1472.

[130] LANGE T, PERRAS B, FEHM H L, et al. Sleep enhances the human antibody response to hepatitis A vaccination [J]. Psychosom Med, 2003, 65 (5): 831-835.

[131] PRATHER A A, HALL M, FURY J M, et al. Sleep and antibody response to hepatitis B vaccination [J]. Sleep, 2012, 35 (8): 1063-1069.

[132] KINNUCAN J A, RUBIN D T, ALI T. Sleep and inflammatory bowel disease: exploring the relationship between sleep disturbances and inflammation [J]. Gastroenterol Hepatol, 2013, 9 (11): 718-727.

[133] 吴兴曲, 杨来启, 王晓峰, 等. 睡眠剥夺对大鼠血清细胞因子的影响 [J]. 中国心理卫生杂志, 2002, 16 (6): 377-379.

[134] AZIZI H, HWANG J, SUEN V, et al. Sleep deprivation induces changes in 5-HT actions and 5-HT$_{1A}$ receptor expression in the rat hippocampus [J]. Neurosci Lett, 2017, 655: 151-155.

[135] MOHAMMED H S, ABOUL EZZ H S, KHADRAWY Y A, et al. Neurochemical and electrophysiological changes induced by paradoxical sleep deprivation in rats [J]. Behav Brain Res, 2011, 225 (1): 39-46.

[136] BRIANZA-PADILLA M, SÁNCHEZ-MUÑOZ F, VÁZQUEZ-PALACIOS G, et al. Cytokine and microRNA levels during different periods of paradoxical sleep deprivation and sleep recovery in rats [J]. PeerJ, 2018, 6: e5567.

[137] WRIGHT K P, Jr., DRAKE A L, FREY D J, et al. Influence of sleep deprivation and circadian misalignment on cortisol, inflammatory markers, and cytokine balance [J]. Brain Behav Immun, 2015, 47: 24-34.

[138] HIPÓLIDE D C, SUCHECKI D, PIMENTEL DE CARVALHO PINTO A, et al. Paradoxical sleep deprivation and sleep recovery: effects on the hypothalamic-pitui-

tary-adrenal axis activity, energy balance and body composition of rats [J]. J Neuroendocrinol, 2006, 18 (4): 231 – 238.

[139] PEREIRA J C, ANDERSEN M L. The role of thyroid hormone in sleep deprivation [J]. Med Hypotheses, 2014, 82 (3): 350 – 355.

[140] SONG H T, SUN X Y, YANG T S, et al. Effects of sleep deprivation on serum cortisol level and mental health in servicemen [J]. Int J Psychophysiol, 2015, 96 (3): 169 – 175.

[141] DE SOUZA J F T, DÁTTILO M, DE MELLO M T, et al. High-intensity interval training attenuates insulin resistance induced by sleep deprivation in healthy males [J]. Front Physiol, 2017, 8: 992.

[142] SPIEGEL K, TASALI E, PENEV P, et al. Brief communication: sleep curtailment in healthy young men is associated with decreased leptin levels, elevated ghrelin levels, and increased hunger and appetite [J]. Ann Intern Med, 2004, 141 (11): 846 – 850.

[143] EVERSON C A, LAATSCH C D, HOGG N. Antioxidant defense responses to sleep loss and sleep recovery [J]. Am J Physiol Regul Integr Comp Physiol, 2005, 288 (2): R374 – R383.

[144] 唐庆娟, 陶凯忠, 胡淼淼, 等. 72 小时睡眠剥夺大鼠的氧化应激 [J]. 中国行为医学科学, 2003, 12 (5): 518 – 519.

[145] 徐孝平, 潘永明, 冷晓霞, 等. 睡眠剥夺对大鼠抗氧化应激的影响及中药的干预作用 [J]. 浙江中医药大学学报, 2011, 35 (2): 234 – 237.

[146] EVERSON C A, HENCHEN C J, SZABO A, et al. Cell injury and repair resulting from sleep loss and sleep recovery in laboratory rats [J]. Sleep, 2014, 37 (12): 1929 – 1940.

[147] MONICO-NETO M, LEE K S, DA LUZ M H M, et al. Histopathological changes and oxidative damage in type I and type II muscle fibers in rats undergoing paradoxical sleep deprivation [J]. Cell Signal, 2021, 81: 109939.

[148] CARLSON-JONES J A P, KONTOS A, KENNEDY D, et al. The microbial abundance dynamics of the paediatric oral cavity before and after sleep [J]. J Oral Microbiol, 2020, 12 (1): 1741254.

[149] BENEDICT C, VOGEL H, JONAS W, et al. Gut microbiota and glucometabolic alterations in response to recurrent partial sleep deprivation in normal-weight young individuals [J]. Mol Metab, 2016, 5 (12): 1175 – 1186.

[150] ZHANG S L, BAI L, GOEL N, et al. Human and rat gut microbiome composi-

tion is maintained following sleep restriction [J]. Proc Natl Acad Sci USA, 2017, 114 (8): E1564 - E1571.

[151] GROSICKI G J, RIEMANN B L, FLATT A A, et al. Self-reported sleep quality is associated with gut microbiome composition in young, healthy individuals: a pilot study [J]. Sleep Med, 2020, 73: 76 - 81.

[152] SMITH R P, EASSON C, LYLE S M, et al. Gut microbiome diversity is associated with sleep physiology in humans [J]. PLoS one, 2019, 14 (10): e0222394.

[153] YAN B, A J Y, HAO H P, et al. Metabonomic phenotype and identification of "heart blood stasis obstruction pattern" and "qi and yin deficiency pattern" of myocardial ischemia rat models [J]. Sci China C Life Sci, 2009, 52 (11): 1081 - 1090.

[154] POON M M K, CHUNG K F, YEUNG W F, et al. Classification of insomnia using the traditional chinese medicine system: a systematic review [J]. Evid Based Complement Alternat Med, 2012, 2012: 735078.

[155] 赵伟康, 万叔援, 顾文聪, 等. 甲亢阴虚火旺证患者肾上腺皮质激素代谢的初步研究 [J]. 上海中医药杂志, 1984 (10): 48 - 49.

[156] 凌昌全, 李勇. 糖皮质激素受体——虚证相关蛋白之一? [J]. 上海中医药杂志, 2003, 37 (5): 8 - 10.

[157] 陈维铭, 钱涯邻, 宋小平, 等. 天王补心丹对阴虚火旺型失眠患者下丘脑 - 垂体 - 甲状腺轴激素水平的影响 [J]. 河北中医, 2012, 34 (10): 1454 - 1456.

[158] 武文斌, 郭恒岳, 王锦丽, 等. 阴虚、阳虚证与血清 rT3 浓度的关系 [J]. 山东中医学院学报, 1991 (2): 24 - 26.

[159] 樊蔚虹, 岳广欣, 任小巧, 等. 肝肾阴虚证大鼠下丘脑 - 垂体 - 甲状腺轴的变化及中药对其调节作用 [J]. 中国中医药信息杂志, 2001, 8 (10): 21 - 23.

[160] 申维玺, 孙燕. 用分子生物学理论阐释阴虚证的本质 [J]. 医学研究杂志, 1998 (8): 1 - 4.

[161] 申维玺, 孙燕, 张叔人. 肺癌细胞 IL - 1β、IL - 6、TNFα、IFN-γ 与肺癌阴虚证相关的免疫组化研究 [J]. 中国中医基础医学杂志, 2000, 6 (12): 28 - 31.

[162] 申维玺, 孙燕, 张叔人. 白细胞介素 - 1 等细胞因子与肺阴虚证本质的相关性研究 [J]. 中医杂志, 2000, 41 (7): 423 - 425.

[163] 李萌梅, 张宝文, 苑迅. 三才封髓丹加减对阴虚火旺型口腔溃疡小鼠血清白

细胞介素 - 1β、2、6 的影响 [J]. 河北中医, 2016, 38 (11): 1693 - 1697.

[164] 顾文聪, 赵伟康. 高血压病阴虚火旺证自由基代谢的研究 [J]. 中医药信息, 1990, 7 (3): 28 - 30.

[165] 王春风, 刘建国, 张绍伟, 等. 茶多酚对阴虚火旺证复发性阿弗他溃疡患者抗氧化作用的影响 [J]. 中医药导报, 2014, 20 (9): 77 - 79.

[166] 吕爱平, 李德新, 易杰, 等. 脾肾阴虚证模型大鼠自由基损伤的比较研究 [J]. 中华中医药学刊, 2001, 19 (6): 556 - 557.

[167] MACHADO R B, HIPOLIDE D C, BENEDITO-SILVA A A, et al. Sleep deprivation induced by the modified multiple platform technique: quantification of sleep loss and recovery [J]. Brain Res, 2004, 1004 (1 - 2): 45 - 51.

[168] 孟玲欣, 范贵民, 王景涛. 改良多平台水环境法制作大鼠 REM 睡眠剥夺模型的研究 [J]. 黑龙江医药科学, 2013, 36 (2): 99 - 100.

[169] HOPKINS A L. Network pharmacology [J]. Nat Biotechnol, 2007, 25 (10): 1110 - 1111.

[170] LI S, ZHANG B. Traditional Chinese medicine network pharmacology: theory, methodology and application [J]. Chin J Nat Med, 2013, 11 (2): 110 - 120.

[171] WANG X, WANG Z Y, ZHENG J H, et al. TCM network pharmacology: a new trend towards combining computational, experimental and clinical approaches [J]. Chin J Nat Med, 2021, 19 (1): 1 - 11.

[172] HASIN Y, SELDIN M, LUSIS A. Multi-omics approaches to disease [J]. Genome Biol, 2017, 18 (1): 83.

[173] GUO R, LUO X L, LIU J J, et al. Omics strategies decipher therapeutic discoveries of traditional Chinese medicine against different diseases at multiple layers molecular-level [J]. Pharmacol Res, 2020, 152: 104627.

[174] WANG H, HOU Y, MA X, et al. Multi-omics analysis reveals the mechanisms of action and therapeutic regimens of traditional Chinese medicine, Bufei Jianpi granules: Implication for COPD drug discovery [J]. Phytomedicine, 2022, 98: 153963.

[175] SU W, LIAO M, TAN H, et al. Identification of autophagic target RAB13 with small-molecule inhibitor in low-grade glioma via integrated multi-omics approaches coupled with virtual screening of traditional Chinese medicine databases [J]. Cell Prolif, 2021, 54 (12): e13135.

[176] FENG Y, GAO X, MENG M, et al. Multi-omics reveals the mechanisms of antidepressant-like effects of the low polarity fraction of Bupleuri Radix [J]. J Ethno-

pharmacol, 2020, 256: 112806.

[177] LEUNG KWAN K K, WONG T Y, WU Q Y, et al. Mass spectrometry-based multi-omics analysis reveals the thermogenetic regulation of herbal medicine in rat model of yeast-induced fever [J]. J Ethnopharmacol, 2021, 279: 114382.

[178] DU Z Y, SHU Z L, LEI W, et al. Integration of metabonomics and transcriptomics reveals the therapeutic effects and mechanisms of Baoyuan decoction for myocardial ischemia [J]. Front Pharmacol, 2018, 9: 514.

[179] WANG Y, GUO W J, XIE S X, et al. Multi-omics analysis of brain tissue metabolome and proteome reveals the protective effect of gross saponins of Tribulus terrestris L. fruit against ischemic stroke in rat [J]. J Ethnopharmacol, 2021, 278: 114280.

[180] YAN C X, GUO H M, DING Q Q, et al. Multiomics profiling reveals protective function of schisandra lignans against acetaminophen-induced hepatotoxicity [J]. Drug Metab Dispos, 2020, 48 (10): 1092 – 1103.

[181] LUO K K, ZHAO H Y, BIAN B L, et al. Huanglian jiedu decoction in the treatment of the traditional Chinese medicine syndrome "Shanghuo" —an intervention study [J]. Front Pharmacol, 2021, 12: 616318.

[182] RAI A, RAI M, KAMOCHI H, et al. Multiomics-based characterization of specialized metabolites biosynthesis in Cornus Officinalis [J]. DNA Res, 2020, 27 (2): dsaa009.

[183] CHEN H, NIE Q, HU J, et al. Multiomics approach to explore the amelioration mechanisms of glucomannans on the metabolic disorder of type 2 diabetic rats [J]. J Agric Food Chem, 2021, 69 (8): 2632 – 2645.

[184] SUBRAMANIAN I, VERMA S, KUMAR S, et al. Multi-omics data integration, interpretation, and its application [J]. Bioinform Biol Insights, 2020 (14): 1177932219899051.

[185] HUANG S, CHAUDHARY K, GARMIRE L X. More is better: recent progress in multi-omics data integration methods [J]. Front Genet, 2017, 8: 84.

[186] LANGFELDER P, HORVATH S. WGCNA: an R package for weighted correlation network analysis [J]. BMC Bioinformatics, 2008, 9: 559.

[187] ZOPPI J, GGILLAUME J F, NEUNLIST M, et al. MiBiOmics: an interactive web application for multi-omics data exploration and integration [J]. BMC Bioinformatics, 2021, 22 (1): 1 – 14.

[188] MENDEZ E F, WEI H, HU R, et al. Angiogenic gene networks are dysregulat-

ed in opioid use disorder: evidence from multi-omics and imaging of postmortem human brain [J]. Mol Psychiatry, 2021: 1-10.

[189] COLLI M L, RAMOS-RODRIGUEZ M, NAKAYASU E S, et al. An integrated multi-omics approach identifies the landscape of interferon-alpha-mediated responses of human pancreatic beta cells [J]. Nat Commun, 2020, 11 (1): 2584.

[190] DA SILVEIRA W A, FAZELINIA H, ROSENTHAL S B, et al. Comprehensive multi-omics analysis reveals mitochondrial stress as a central biological hub for spaceflight impact [J]. Cell, 2020, 183 (5): 1185-1201.

[191] WANG Y Y, WEI S Z, GAO T, et al. Anti-inflammatory effect of a TCM formula Li-Ru-Kang in rats with hyperplasia of mammary gland and the underlying biological mechanisms [J]. Front Pharmacol, 2018, 9: 1318.

[192] WANG J B, CUI H R, WANG R L, et al. A systems pharmacology-oriented discovery of a new therapeutic use of the TCM formula Liuweiwuling for liver failure [J]. Sci Rep, 2018, 8 (1): 1-14.

[193] SCANNEVIN R H, ALEXANDER R, HAARLANDER T M, et al. Discovery of a highly selective chemical inhibitor of matrix metalloproteinase-9 (MMP-9) that allosterically inhibits zymogen activation [J]. J Biol Chem, 2017, 292 (43): 17963-17974.

[194] ORLANDO B J, MALKOWSKI M G. Substrate-selective inhibition of cyclooxygeanse-2 by fenamic acid derivatives is dependent on peroxide tone [J]. J Biol Chem, 2016, 291 (29): 15069-15081.

[195] ROWLINSON S W, KIEFER J R, PRUSAKIEWICZ J J, et al. A novel mechanism of cyclooxygenase-2 inhibition involving interactions with Ser-530 and Tyr-385 [J]. J Biol Chem, 2003, 278 (46): 45763-45769.

[196] LAD L, WANG J L, LI H Y, et al. Crystal structures of the ferric, ferrous, and ferrous-NO forms of the Asp140Ala mutant of human heme oxygenase-1: Catalytic implications [J]. J Mol Biol, 2003, 330 (3): 527-538.

[197] SALERNO L, FLORESTA G, CIAFFAGLIONE V, et al. Progress in the development of selective heme oxygenase-1 inhibitors and their potential therapeutic application [J]. Eur J Med Chem, 2019, 167: 439-453.

[198] RAHMAN M N, VLAHAKIS J Z, SZAREK W A, et al. X-ray crystal structure of human heme oxygenase-1 in complex with 1-(adamantan-1-yl)-2-(1H-imidazol-1-yl) ethanone: a common binding mode for imidazole-based heme oxygenase-1 inhibitors [J]. J Med Chem, 2008, 51 (19): 5943-5952.

[199] AKINTOYE S O, GREENBERG M S. Recurrent aphthous stomatitis [J]. Dental Clinics, 2014, 58 (2): 281 – 297.

[200] LYSITSA S, SAMSON J, GERBER-WICHT C, et al. COX-2 expression in oral lichen planus [J]. Dermatology, 2008, 217 (2): 150 – 155.

[201] KARASNEH J A, BANI-HANI M E, ALKHATEEB A M, et al. Association of MMP but not TIMP – 1 gene polymorphisms with recurrent aphthous stomatitis [J]. Oral Dis, 2014, 20 (7): 693 – 699.

[202] BROCKLEHURST P, TICKLE M, GLENNY A M, et al. Systemic interventions for recurrent aphthous stomatitis (mouth ulcers) [J]. Cochrane database of systematic reviews, 2012, (9): CD005411.

[203] SKULASON S, HOLBROOK W P, KRISTMUNDSDOTTIR T. Clinical assessment of the effect of a matrix metalloproteinase inhibitor on aphthous ulcers [J]. Acta Odontol Scand, 2009, 67 (1): 25 – 29.

[204] SCULLY C, PORTER S. Oral mucosal disease: recurrent aphthous stomatitis [J]. Br J Oral Maxillofac Surg, 2008, 46 (3): 198 – 206.

[205] GUIMARAES A L, CORREIA-SILVA JDE F, SA A R, et al. Investigation of functional gene polymorphisms IL – 1beta, IL – 6, IL – 10 and TNF-alpha in individuals with recurrent aphthous stomatitis [J]. Arch Oral Biol, 2007, 52 (3): 268 – 272.

[206] AL-AZRI A R, GIBSON R J, KEEFE D M K, et al. Matrix metalloproteinases: do they play a role in mucosal pathology of the oral cavity? [J]. Oral Dis, 2013, 19 (4): 347 – 359.

[207] BOGDAN C. Nitric oxide synthase in innate and adaptive immunity: an update [J]. Trends Immunol, 2015, 36 (3): 161 – 178.

[208] NIEDBALA W, BESNARD A G, NASCIMENTO D C, et al. Nitric oxide enhances Th9 cell differentiation and airway inflammation [J]. Nature communications, 2014, 5 (1): 1 – 13.

[209] GUREL A, ALTINYAZAR H C, UNALACAK M, et al. Purine catabolic enzymes and nitric oxide in patients with recurrent aphthous ulceration [J]. Oral Dis, 2007, 13 (6): 570 – 574.

[210] SOARES-SILVA M, DINIZ F F, GOMES G N, et al. The mitogen-activated protein kinase (MAPK) pathway: role in immune evasion by trypanosomatids [J]. Front Microbiol, 2016, 7: 183.

[211] BORRA R C, DE MESQUITA BARROS F, DE ANDRADE LOTUFO M, et al.

Toll-like receptor activity in recurrent aphthous ulceration [J]. J Oral Pathol Med, 2009, 38 (3): 289 –298.

[212] BARROS F M, LOTUFO M A, ANDRADE P M, et al. Possible association between TH1 immune polarization and epithelial permeability with Toll-like receptors 2 dysfunction in the pathogenesis of the recurrent aphthous ulceration [J]. Ulcers, 2010, 2010: 163804.

[213] SUSSMAN M. "AKT" ing lessons for stem cells: Regulation of cardiac myocyte and progenitor cell proliferation [J]. Trends Cardiovasc Med, 2007, 17 (7): 235 –240.

[214] KANG K A, WANG Z H, ZHANG R, et al. Myricetin protects cells against oxidative stress-induced apoptosis via regulation of PI3K/Akt and MAPK signaling pathways [J]. Int J Mol Sci, 2015, 16 (1): 1482 –1483.

[215] DESHMANE S L, MUKERJEE R, FAN S S, et al. Activation of the oxidative stress pathway by HIV − 1 Vpr leads to induction of hypoxia-inducible factor 1 alpha expression [J]. J Biol Chem, 2009, 284 (17): 11364 –11373.

[216] SCULLY C, SHOTTS R. Mouth ulcers and other causes of orofacial soreness and pain [J]. Br Med J, 2000, 321 (7254): 162 –165.

[217] GANZ F D. Sleep and immune function [J]. Crit Care Nurse, 2012, 32 (2): E19 –E25.

[218] OPP M R, KRUEGER J M. Sleep and immunity: a growing field with clinical impact [J]. Brain Behav Immun, 2015, 47: 1 –3.

[219] CHESNOKOVA V, MELMED S. Minireview: neuro-immuno-endocrine modulation of the hypothalamic-pituitary-adrenal (HPA) axis by gp130 signaling molecules [J]. Endocrinology, 2002, 143 (5): 1571 –1574.

[220] HUI L, HUA F, HOU D D, et al. Effects of sleep and sleep deprivation on immunoglobulins and complement in humans [J]. Brain Behav Immun, 2007, 21 (3): 308 –310.

[221] NEDREBO T, BERG A, REED R K. Effect of tumor necrosis factor-alpha, IL −1beta, and IL −6 on interstitial fluid pressure in rat skin [J]. Am J Physiol, 1999, 277 (5 Pt 2): H1857 –1862.

[222] BLETSA A, NEDREBO T, HEYERAAS K J, et al. Edema in oral mucosa after LPS or cytokine exposure [J]. J Dent Res, 2006, 85 (5): 442 –446.

[223] VIDA C, GONZALEZ E M, DE LA FUENTE M. Increase of oxidation and inflammation in nervous and immune systems with aging and anxiety [J]. Curr

Pharm Des, 2014, 20 (29): 4656 – 4678.

[224] EVERSON C A, HENCHEN C J, SZABO A, et al. Cell injury and repair resulting from sleep loss and sleep recovery in laboratory rats [J]. Sleep, 2014, 37 (12): 1929 – 1940.

[225] BHAT R, AXTELL R, MITRA A, et al. Inhibitory role for GABA in autoimmune inflammation [J]. Proc Natl Acad Sci U S A, 2010, 107 (6): 2580 – 2585.

[226] CROWLEY T, CRYAN J F, DOWNER E J, et al. Inhibiting neuroinflammation: the role and therapeutic potential of GABA in neuro-immune interactions [J]. Brain Behav Immun, 2016, 54: 260 – 277.

[227] CASAMENTI F, PROSPERI C, SCALI C, et al. Interleukin – 1β activates forebrain glial cells and increases nitric oxide production and cortical glutamate and GABA release in vivo: Implications for Alzheimer's disease [J]. Neuroscience, 1999, 91 (3): 831 – 842.

[228] DE LAURENTIIS A, PISERA D, LASAGA M, et al. Effect of interleukin – 6 and tumor necrosis factor-alpha on GABA release from mediobasal hypothalamus and posterior pituitary [J]. Neuroimmunomodulation, 2000, 7 (2): 77 – 83.

[229] KUMAR A, SINGH A. Possible involvement of GABAergic mechanism in protective effect of melatonin against sleep deprivation-induced behaviour modification and oxidative damage in mice [J]. Fundam Clin Pharmacol, 2009, 23 (4): 439 – 448.

[230] MINANO F J, SERRANO J S, PASCUAL J, et al. Effects of GABA on gastric acid secretion and ulcer formation in rats [J]. Life Sci, 1987, 41 (13): 1651 – 1658.

[231] HAN D, KIM H Y, LEE H J, et al. Wound healing activity of gamma-aminobutyric acid (GABA) in rats [J]. J Microbiol Biotechnol, 2007, 17 (10): 1661 – 1669.

[232] XIE M, CHEN H H, NIE S P, et al. Gastroprotective effect of gamma-aminobutyric acid against ethanol-induced gastric mucosal injury [J]. Chem Biol Interact, 2017, 272: 125 – 134.

[233] BARDIN L. The complex role of serotonin and 5 – HT receptors in chronic pain [J]. Behav Pharmacol, 2011, 22 (5 – 6): 390 – 404.

[234] OLIVEIRA M C G, PELEGRINI-DA-SILVA A, PARADA C A, et al. 5 – HT acts on nociceptive primary afferents through an indirect mechanism to induce hyperalgesia in the subcutaneous tissue [J]. Neuroscience, 2007, 145 (2): 708 – 714.

[235] HUANG J A, FAN Y M, JIA Y, et al. Antagonism of 5 – HT$_{2A}$ receptors inhibits the expression of pronociceptive mediator and enhances endogenous opioid mechanism in carrageenan-induced inflammation in rats [J]. Eur J Pharmacol, 2011,

654（1）：33－41.

［236］ LAU W K W, CUI L Y, CHAN S C H, et al. The presence of serotonin in ciga-rette smoke—a possible mechanistic link to 5 – HT-induced airway inflammation ［J］. Free Radic Res, 2016, 50（5）：495－502.

［237］ PALMA B D, NOBREGA J N, GOMES V L, et al. Prostaglandin involvement in hyperthermia induced by sleep deprivation：a pharmacological and autoradiographic study ［J］. Life Sci, 2009, 84（9－10）：278－281.

［238］ HUNTER C A, JONES S A. IL－6 as a keystone cytokine in health and disease ［J］. Nat Immunol, 2015, 16（5）：448－457.

［239］ YEHUDA S, SREDNI B, CARASSO R L, et al. REM sleep deprivation in rats results in inflammation and interleukin－17 elevation ［J］. J Interferon Cytokine Res, 2009, 29（7）：393－398.

［240］ GALVAO M D L, SINIGAGLIA-COIMBRA R, KAWAKAMI S E, et al. Para-doxical sleep deprivation activates hypothalamic nuclei that regulate food intake and stress response ［J］. Psychoneuroendocrinology, 2009, 34（8）：1176－1183.

［241］ BHANOT J L, CHHINA G S, SINGH B, et al. REM sleep deprivation and food intake ［J］. Indian J Physiol Pharmacol, 1989, 33（3）：139－145.

［242］ KOBAN M, STEWART C V. Effects of age on recovery of body weight following REM sleep deprivation of rats ［J］. Physiol Behav, 2006, 87（1）：1－6.

［243］ ROEHRS T, HYDE M, BLAISDELL B, et al. Sleep loss and REM sleep loss are hyperalgesic ［J］. Sleep, 2006, 29（2）：145－151.

［244］ SOMMER C. Serotonin in pain and analgesia：actions in the periphery ［J］. Mol Neurobiol, 2004, 30（2）：117－125.

［245］ SOMMER C, KRESS M. Recent findings on how proinflammatory cytokines cause pain：peripheral mechanisms in inflammatory and neuropathic hyperalgesia ［J］. Neurosci Lett, 2004, 361（1－3）：184－187.

［246］ HIPOLIDE D C, SUCHECKI D, PINTO A P D, et al. Paradoxical sleep depri-vation and sleep recovery：effects on the hypothalamic-pituitary-adrenal axis activi-ty, energy balance and body composition of rats ［J］. J Neuroendocrinol, 2006, 18（4）：231－238.

［247］ NOORAFSHAN A, KARIMI F, KAMALI A M, et al. Restorative effects of cur-cumin on sleep-deprivation induced memory impairments and structural changes of the hippocampus in a rat model ［J］. Life Sci, 2017, 189：63－70.

［248］ 王瑞, 张天标, 郑涛, 等. 滋阴败火方治疗阴虚火旺型弱精症 46 例临床分

析 [J]. 中国现代医生, 2020, 58 (32): 133-136.

[249] PALMA B D, SUCHECKI D, CATALLANI B, et al. Effect of sleep deprivation on the corticosterone secretion in an experimental model of autoimmune disease [J]. Neuroimmunomodulation, 2007, 14 (2): 72-77.

[250] ALSHAHRANI S. Psychological screening test results for stress, depression, and anxiety are variably associated with clinical severity of recurrent aphthous stomatitis and oral lichen planus [J]. J Evid Based Dent Pract, 2014, 14 (4): 206-208.

[251] AGUS A, PLANCHAIS J, SOKOL H. Gut microbiota regulation of tryptophan metabolism in health and disease [J]. Cell Host & Microbe, 2018, 23 (6): 716-724.

[252] HUBBARD T D, MURRAY I A, PERDEW G H. Indole and tryptophan metabolism: endogenous and dietary routes to Ah receptor activation [J]. Drug Metab Dispos, 2015, 43 (10): 1522-1535.

[253] ROAGER H M, LICHT T R. Microbial tryptophan catabolites in health and disease [J]. Nature communications, 2018, 9 (1): 1-10.

[254] LI Y T, WANG D M, ZENG C W, et al. Salivary metabolomics profile of patients with recurrent aphthous ulcer as revealed by liquid chromatography-tandem mass spectrometry [J]. J Int Med Res, 2018, 46 (3): 1052-1062.

[255] HARDEN J L, LEWIS S M, LISH S R, et al. The tryptophan metabolism enzyme L-kynureninase is a novel inflammatory factor in psoriasis and other inflammatory diseases [J]. J Allergy Clin Immunol, 2016, 137 (6): 1830-1840.

[256] PACHECO R, RIQUELME E, KALERGIS A M. Emerging evidence for the role of neurotransmitters in the modulation of T cell responses to cognate ligands [J]. Cent Nerv Syst Agents Med Chem, 2010, 10 (1): 65-83.

[257] JOHNSON L, PERSCHBACHER K, LEONG I, et al. Oral manifestations of immunologically mediated diseases [J]. Atlas Oral Maxillofac Surg Clin North Am, 2017, 25 (2): 171-185.

[258] KNUTSON K L, SPIEGEL K, PENEV P, et al. The metabolic consequences of sleep deprivation [J]. Sleep Med Rev, 2007, 11 (3): 163-178.

[259] SEOL H S, LEE S E, SONG J S, et al. Glutamate release inhibitor, Riluzole, inhibited proliferation of human hepatocellular carcinoma cells by elevated ROS production [J]. Cancer Lett, 2016, 382 (2): 157-165.

[260] SAKANAKA A, KUBONIWA M, HASHINO E, et al. Distinct signatures of

dental plaque metabolic byproducts dictated by periodontal inflammatory status [J]. Sci Rep, 2017, 7 (1): 1−10.

[261] SPIGA R, MARINI M A, MANCUSO E, et al. Uric acid is associated with inflammatory biomarkers and induces inflammation via activating the NF-kappa B signaling pathway in HepG2 cells [J]. Arterioscler Thromb Vasc Bio, 2017, 37 (6): 1241−1249.

[262] COSTANTINO E, ACTIS A B. Dietary fatty acids and other nutrients in relation to inflammation and particularly to oral mucosa inflammation. A literature review [J]. Nutr Cancer, 2019, 71 (5): 718−730.

[263] EVERSOLE L R. Immunopathology of oral mucosal ulcerative, desquamative, and bullous diseases. Selective review of the literature [J]. Oral Surg Oral Med Oral Pathol, 1994, 77 (6): 555−571.

[264] HIJAZI K, MORRISON R W, MUKHOPADHYA I, et al. Oral bacterial diversity is inversely correlated with mucosal inflammation [J]. Oral Dis, 2020, 26 (7): 1566−1575.

[265] BALLINI A, DIPALMA G, ISACCO C G, et al. Oral microbiota and immune system crosstalk: a translational research [J]. Biology (Basel), 2020, 9 (6): 131.

[266] ROUND J L, MAZMANIAN S K. The gut microbiota shapes intestinal immune responses during health and disease [J]. Nat Rev Immunol, 2009, 9 (5): 313−323.

[267] 王涛, 胡旭, 吴晓丽, 等. 肠道共生微生物与免疫 [J]. 中国微生态学杂志, 2015, 27 (8): 980−986.

[268] EBERSOLE J L, KIRAKODU S, NOVAK M J, et al. Effects of aging in the expression of NOD-like receptors and inflammasome-related genes in oral mucosa [J]. Mol Oral Microbiol, 2016, 31 (1): 18−32.

[269] CHEN Y, ZHONG D Y, YANG X, et al. *ZmFdC2* encoding a ferredoxin protein with C-terminus extension is indispensable for maize growth [J]. Front Plant Sci, 2021, 12: 646359.

[270] SONNWEBER T, PIZZINI A, NAIRZ M, et al. Arachidonic acid metabolites in cardiovascular and metabolic diseases [J]. Int J Mol Sci, 2018, 19 (11): 3285.

[271] WANG T Q, FU X J, CHEN Q F, et al. Arachidonic acid metabolism and kidney inflammation [J]. Int J Mol Sci, 2019, 20 (15): 3683.

[272] SALA A, PROSCHAK E, STEINHILBER D, et al. Two-pronged approach to anti-inflammatory therapy through the modulation of the arachidonic acid cascade

[J]. Biochem Pharmacol, 2018, 158: 161 – 173.

[273] PINEDA-PENA E A, MARTINEZ-PEREZ Y, GALICIA-MORENO M, et al. Participation of the anti-inflammatory and antioxidative activity of docosahexaenoic acid on indomethacin-induced gastric injury model [J]. Eur J Pharmacol, 2018, 818: 585 – 592.

[274] ZENG C, WEN B, HOU G, et al. Lipidomics profiling reveals the role of glycerophospholipid metabolism in psoriasis [J]. Gigascience, 2017, 6 (10): 1 – 11.

[275] MENDES-FRIAS A, SANTOS-LIMA B, FURTADO D Z S, et al. Dysregulation of glycerophospholipid metabolism during Behcet's disease contributes to a pro-inflammatory phenotype of circulating monocytes [J]. J Transl Autoimmun, 2020, 3: 100056.

[276] DANG V T, ZHONG L H, HUANG A, et al. Glycosphingolipids promote pro-atherogenic pathways in the pathogenesis of hyperglycemia-induced accelerated atherosclerosis [J]. Metabolomics, 2018, 14 (7): 1 – 10.

[277] ZHANG G G, ZHAO L F, ZHU J C, et al. Anti-inflammatory activities and glycerophospholipids metabolism in KLA-stimulated RAW 264.7 macrophage cells by diarylheptanoids from the rhizomes of Alpinia officinarum [J]. Biomed Chromatogr, 2018, 32 (2): e4094.

[278] GANZ F D. Sleep and immune function [J]. Crit Care Nurse, 2012, 32 (2): e19 – e25.

[279] GOMAA N, TENENBAUM H, GLOGAUER M, et al. The biology of social adversity applied to oral health [J]. J Dent Res, 2019, 98 (13): 1442 – 1449.

[280] LOO W T, LIU Q, YIP M C, et al. Status of oral ulcerative mucositis and biomarkers to monitor posttraumatic stress disorder effects in breast cancer patients [J]. Int J Biol Markers, 2013, 28 (2): 168 – 173.

[281] SINGHRAO S K, HARDING A, SIMMONS T, et al. Oral inflammation, tooth loss, risk factors, and association with progression of Alzheimer's disease [J]. J Alzheimers Dis, 2014, 42 (3): 723 – 737.

[282] SIMPSON C A, ADLER C, DU PLESSIS M R, et al. Oral microbiome composition, but not diversity, is associated with adolescent anxiety and depression symptoms [J]. Physiol Behav, 2020, 226: 113126.

[283] DESAI G S, MATHEWS S T. Saliva as a non-invasive diagnostic tool for inflammation and insulin-resistance [J]. World J Diabetes, 2014, 5 (6): 730 – 738.

[284] TAI F, WANG C, DENG X, et al. Treadmill exercise ameliorates chronic REM

sleep deprivation-induced anxiety-like behavior and cognitive impairment in C57BL/6J mice [J]. Brain Res Bull, 2020, 164: 198 – 207.

[285] JOHNSON J L, NAJOR N A, GREEN K J. Desmosomes: regulators of cellular signaling and adhesion in epidermal health and disease [J]. Cold Spring Harb Perspect Med, 2014, 4 (11): a015297.

[286] TAM C, MUN J J, EVANS D J, et al. Cytokeratins mediate epithelial innate defense through their antimicrobial properties [J]. J Clin Invest, 2012, 122 (10): 3665 – 3677.

[287] PRIVRATSKY J R, TOURDOT B E, NEWMAN D K, et al. The anti-inflammatory actions of platelet endothelial cell adhesion molecule – 1 do not involve regulation of endothelial cell NF-kappa B [J]. J Immunol, 2010, 184 (6): 3157 – 3163.

[288] WERNER A C, WECKBACH L T, SALVERMOSER M, et al. Coronin 1B controls endothelial actin dynamics at cell-cell junctions and is required for endothelial network assembly [J]. Front Cell Dev Biol, 2020, 8: 708.

[289] SCHRODER W A, MAJOR L, SUHRBIER A. The role of SerpinB2 in immunity [J]. Crit Rev Immunol, 2011, 31 (1): 15 – 30.

[290] LEE R, CHANG S Y, TRINH H, et al. Genetic studies on the functional relevance of the protein prenyltransferases in skin keratinocytes [J]. Hum Mol Genet, 2010, 19 (8): 1603 – 1617.

[291] DING J, CHEN Y X, CHEN Y, et al. Overexpression of FNTB and the activation of Ras induce hypertrophy and promote apoptosis and autophagic cell death in cardiomyocytes [J]. J Cell Mol Med, 2020, 24 (16): 8998 – 9011.

[292] ALFADDA A A, BENABDELKAMEL H, MASOOD A, et al. Proteomic analysis of mature adipo cytes from obese patients in relation to aging [J]. Exp Gerontol, 2013, 48 (11): 1196 – 1203.

[293] OLIVA J, BARDAG-GORCE F, NIIHARA Y. Clinical trials of limbal stem cell deficiency treated with oral mucosal epithelial cells [J]. Int J Mol Sci, 2020, 21 (2): 411.

[294] KURITA M, ARAOKA T, HISHIDA T, et al. In vivo reprogramming of wound-resident cells generates skin epithelial tissue [J]. Nature, 2018, 561 (7722): 243 – 247.

[295] LEE J, SHIN D, ROH J L. Treatment of intractable oral ulceration with an oral mucosa equivalent [J]. J Biomed Mater Res B Appl Biomater, 2019, 107 (6): 1779 – 1785.

[296] GAO X L, WU J S, CAO M X, et al. Cytokeratin - 14 contributes to collective invasion of salivary adenoid cystic carcinoma [J]. PLoS One, 2017, 12 (2): e0171341.

[297] KRUITHOF P D, LUNEV S, LOZANO S P A, et al. Unraveling the role of thiosulfate sulfurtransferase in metabolic diseases [J]. Biochim Biophys Acta Mol Basis Dis, 2020, 1866 (6): 165716.

[298] SCHER J U, PILLINGER M H. 15d-PGJ2: the anti-inflammatory prostaglandin? [J]. Clin Immunol, 2005, 114 (2): 100 - 109.

[299] JEON Y J, KIM D H, JUNG H, et al. Annexin A4 interacts with the NF-κB p50 subunit and modulates NF-κB transcriptional activity in a Ca^{2+}-dependent manner [J]. Cell Mol Life Sci, 2010, 67 (13): 2271 - 2281.

[300] KUMAR P S. From focal sepsis to periodontal medicine: a century of exploring the role of the oral microbiome in systemic disease [J]. J Physiol, 2017, 595 (2): 465 - 476.

[301] KILIAN M, CHAPPLE I L, HANNIG M, et al. The oral microbiome-an update for oral healthcare professionals [J]. Br Dent J, 2016, 221 (10): 657 - 666.

[302] ONGRADI J, STERCZ B, KOVESDI V, et al. Isolation of *Kurthia gibsonii* from non-gonorrheal urethritis: implications for the pathomechanism upon surveying the literature [J]. Acta Microbiol Immunol Hung, 2014, 61 (1): 79 - 87.

[303] 杨媛媛, 王海鸥, 陈鹏飞, 等. 莫拉菌属角膜炎 16 例的临床特征及分离菌株耐药性分析 [J]. 中华眼视光学与视觉科学杂志, 2021, 23 (8): 597 - 603.

[304] 陆美瑛, 张玉龙. 莫拉菌的临床分析 [J]. 江苏大学学报 (医学版), 2002, 12 (1): 97.

[305] SPANIOL V, HEINIGER N, TROLLER R, et al. Outer membrane protein UspA1 and lipooligosaccharide are involved in invasion of human epithelial cells by Moraxella catarrhalis [J]. Microbes Infect, 2008, 10 (1): 3 - 11.

[306] LIU H Y, LI C X, LIANG Z Y, et al. The interactions of airway bacterial and fungal communities in clinically stable asthma [J]. Front Microbiol, 2020, 11: 1647.

[307] CANI P D, DE VOS W M. Next-generation beneficial microbes: the case of *Akkermansia muciniphila* [J]. Front Microbiol, 2017, 8: 1765.

[308] WU W R, LV L X, SHI D, et al. Protective effect of Akkermansia muciniphila against immune-mediated liver injury in a mouse model [J]. Front Microbiol, 2017, 8: 1804.

［309］ OU Z, DENG L, LU Z, et al. Protective effects of *Akkermansia muciniphila* on cognitive deficits and amyloid pathology in a mouse model of Alzheimer's disease ［J］. Nutr Diabetes, 2020, 10 (1): 12.

［310］ MULHALL H, DICHIARA J M, DERAGON M, et al. *Akkermansia muciniphila* and its pili-like protein Amuc_1100 modulate macrophage polarization in experimental periodontitis ［J］. Infect Immun, 2021, 89 (1): e00500 – e00520.

［311］ WANG L, TANG L, FENG Y, et al. A purified membrane protein from *Akkermansia muciniphila* or the pasteurised bacterium blunts colitis associated tumourigenesis by modulation of CD8+ T cells in mice ［J］. Gut, 2020, 69 (11): 1988 – 1997.

［312］ DENG L, OU Z, HUANG D, et al. Diverse effects of different *Akkermansia muciniphila* genotypes on Brown adipose tissue inflammation and whitening in a high-fat-diet murine model ［J］. Microb Pathog, 2020, 147: 104353.

［313］ VAN DER LUGT B, VAN BEEK A A, AALVINK S, et al. *Akkermansia muciniphila* ameliorates the age-related decline in colonic mucus thickness and attenuates immune activation in accelerated aging Ercc1 (–/Delta7) mice ［J］. Immun Ageing, 2019, 16: 6.

［314］ HUCK O, MULHALL H, RUBIN G, et al. *Akkermansia muciniphila* reduces Porphyromonas gingivalis-induced inflammation and periodontal bone destruction ［J］. J Clin Periodontol, 2020, 47 (2): 202 – 212.

［315］ ROOPCHAND D E, CARMODY R N, KUHN P, et al. Dietary polyphenols promote growth of the gut bacterium *Akkermansia muciniphila* and attenuate high-fat diet-induced metabolic syndrome ［J］. Diabetes, 2015, 64 (8): 2847 – 2858.

［316］ WEI X, TAO J, XIAO S, et al. Xiexin Tang improves the symptom of type 2 diabetic rats by modulation of the gut microbiota ［J］. Sci Rep, 2018, 8 (1): 3685.

［317］ WANG W, WANG Y, HAO X, et al. Dietary fermented soybean meal replacement alleviates diarrhea in weaned piglets challenged with enterotoxigenic Escherichia coli K88 by modulating inflammatory cytokine levels and cecal microbiota composition ［J］. BMC Vet Res, 2020, 16 (1): 245.

［318］ ALVARADO C G, KOCSIS A G, HART M L, et al. Pathogenicity of Helicobacter ganmani in mice susceptible and resistant to infection with H. hepaticus ［J］. Comp Med, 2015, 65 (1): 15 – 22.

［319］ WU J W, WEI Z H, CHENG P, et al. Rhein modulates host purine metabolism in intestine through gut microbiota and ameliorates experimental colitis ［J］. Theranostics, 2020, 10 (23): 10665 – 10679.

[320] LI X, WANG Y, XING Y, et al. Changes of gut microbiota during silybin-mediated treatment of high-fat diet-induced non-alcoholic fatty liver disease in mice [J]. Hepatol Res, 2020, 50 (1): 5 – 14.

[321] WU M, LI P, AN Y, et al. Phloretin ameliorates dextran sulfate sodium-induced ulcerative colitis in mice by regulating the gut microbiota [J]. Pharmacol Res, 2019, 150: 104489.

[322] WARNER E F, SMITH M J, ZHANG Q, et al. Signatures of anthocyanin metabolites identified in humans inhibit biomarkers of vascular inflammation in human endothelial cells [J]. Mol Nutr Food Res, 2017, 61 (9): 1700053.

[323] BOHN S K, MYHRSTAD M C W, THORESEN M, et al. Bilberry/red grape juice decreases plasma biomarkers of inflammation and tissue damage in aged men with subjective memory impairment-a randomized clinical trial [J]. BMC Nutrition, 2021, 7 (1): 1 – 17.

[324] BENCOMO-ALVAREZ A E, RUBIO A J, OLIVAS I M, et al. Proteasome 26S subunit, non-ATPases 1 (PSMD1) and 3 (PSMD3), play an oncogenic role in chronic myeloid leukemia by stabilizing nuclear factor-kappa B [J]. Oncogene, 2021, 40 (15): 2697 – 2710.